get it 轻知

你的头发还好吗

刘爱英 —————— 编著

中国轻工业出版社

图书在版编目（CIP）数据

你的头发还好吗 / 刘爱英编著. -- 北京：中国轻工业出版社，2025.8. -- ISBN 978-7-5184-5601-7

I. R758.71

中国国家版本馆 CIP 数据核字第 2025DK8326 号

责任编辑：赵　洁　　　　责任终审：李建华　　设计制作：悦然生活

策划编辑：付　佳　赵　洁　责任校对：朱燕春　　责任监印：张京华

出版发行：中国轻工业出版社（北京鲁谷东街 5 号，邮编：100040）

印　　刷：北京博海升彩色印刷有限公司

经　　销：各地新华书店

版　　次：2025 年 8 月第 1 版第 1 次印刷

开　　本：710 × 1000　1/16　印张：11

字　　数：180 千字

书　　号：ISBN 978-7-5184-5601-7　定价：58.00 元

邮购电话：010-85119873

发行电话：010-85119832　010-85119912

网　　址：http://www.chlip.com.cn

Email：club@chlip.com.cn

240637S2X101ZBW

前言 头发出问题，先来找头皮

头皮是皮肤的一部分，跟脸部肌肤一样，都会因环境污染、工作压力大等因素导致肤质变差，从而出现过量出油、发痒、头屑多、脱发、发质变差等一系列问题。

很多人并未意识到，养护头皮才是拥有健康秀发的关键。

为了让每个人都能了解自己的头皮健康情况，解决头发的一系列问题，我决定将我多年的临床经验编写成书，于是就有了这本《你的头发还好吗》。

本书以解决头发问题为核心，养护健康头皮为目的，给出了对症治疗的办法、个性化的药物组合方案，以及具体细致的头发养护知识。

愿每一位正在被头发问题困扰的人，都能从本书中找到适合自己的方法，改善头皮问题，让自己拥有浓、密、黑的秀发，重获自信与笑容。

刘爱英

头发越护越差？护发的5大误区你中招了吗？

一头乌黑柔顺的秀发是很多人都梦寐以求的，但在实际生活中，一些常见的错误行为却会伤害头发。以下常见护发误区，你中招了吗？

误区1！洗发水直接抹头发

很多人在洗头时，直接把洗发水抹在头发上进行揉搓，这样会使未经乳化的洗发水直接接触头皮，对头皮产生刺激，长此以往可能引起头皮炎症等问题。

建议 将洗发水倒在手心，加水揉出泡沫后，再均匀涂抹于发丝上。这样不仅不会刺激头皮，头发也会洗得更干净。

误区2！洗发时用指甲抓挠头皮

不少人在洗头发时，觉得用指甲抓挠头皮非常舒服。日常头皮瘙痒时，也喜欢抓挠。这样很容易划伤头皮，而且指甲中藏匿着许多细菌，一旦头皮被抓破，容易诱发感染、毛囊炎等皮肤病。

建议 日常避免用指甲抓挠头皮，洗头发时，采用指腹画圆圈的方式，轻轻按揉头皮，捋顺发丝。

误区3！洗头水温过高或者过低

有些人喜欢用热水洗头，也有人喜欢用凉水洗头，这都是不太科学的做法。水温过高，容易损伤发质，使之变脆、易折断；水温太低则去除油污效果差，洗不干净。

建议 洗头时，水温略高于人体体温，以38℃左右为宜。

误区4！洗完直接用吹风机吹干

洗完头发，如果直接用吹风机快速吹干，容易使头发水分流失，损伤毛鳞片，头发会变得干枯、暗黄。

建议 建议洗完头先用毛巾按压，挤出多余水分。然后使用吹风机慢慢吹干头发，控制好距离和温度，就不会对头发造成损伤。

误区5！洗头发只清洗发丝

好的头发离不开好的头皮，就像庄稼离不开好的土壤一样。发质的好坏很大程度上取决于头皮的健康状态，因此头皮的清洁也很重要。

建议 洗头发的时候轻柔地按摩头皮，更有助于固发。

亮丽的头发和健康的头皮离不开日常的护理。选择适合自己的洗护产品，采用正确的洗头方法，避开以上护发误区，你也能拥有乌黑柔顺的秀发。

目录

第一章 头皮健康，头发才能浓密黑亮有光泽

1分钟自测“头皮老化危机” / 16
头皮衰老是如何影响头发的 / 16
自测一下，看看自己头皮有没有老化危机 / 17

看懂头皮的“求救信号”，别等“脱”了才知道 / 18
头屑多、头皮痒——多为真菌感染 / 18
头皮痛——外力拉扯、受凉、创伤 / 18
头皮长痘——皮脂溢出症、毛囊炎 / 19
头皮发麻——颈椎病、脑血管病 / 19

自我判断，头皮衰老的根本原因 / 20
头皮屏障功能受损——干燥脱屑、油脂分泌过多 / 20
头皮胶原蛋白流失——真皮变薄、头皮松弛 / 22
头皮微生态环境失衡——头皮瘙痒、炎症 / 24
头皮毛囊黑色素细胞活性降低——头发变灰白 / 25
头皮毛囊细胞营养供给不足——头发变稀疏、脱发 / 28

自检头皮类型＋针对性护理，
少花冤枉钱、健康养发 / 30
中性头皮 / 30
油性头皮 / 30
干性头皮 / 31
敏感性头皮 / 31

清、补、调、养，四步轻松养头皮、护秀发 / 32

清：解决毛囊堵塞问题，给头皮减压 / 32

补：给头皮补营养，强韧发根、改善发质 / 34

调：促进头部血液循环，打通排毒通道 / 35

养：坚持控糖 + 防晒，头发更加柔顺有弹性 / 37

专题 不同时期的养发秘笈：20 岁不油、30 岁不干、40 岁有光泽 / 39

第二章 找对方法，告别头屑多、头皮痒

拿什么拯救你，我的头屑 / 42

洗头那么勤，为啥还有头屑 / 42

头屑过多，可能是疾病信号 / 43

认准洗发水成分，和头屑说拜拜 / 44

六种疾病，都能“制造”头屑 / 45

脂溢性皮炎：头皮发红、瘙痒 / 45

头皮银屑病：头皮间的斑块及灰白色的鳞屑 / 47

特应性皮炎：奇痒无比、表现多样 / 49

接触性皮炎：头皮红斑或有剧烈瘙痒感 / 50

头癣：头屑增多、脱发 / 53

神经性皮炎：通常需采用全身性药物治疗 / 56

五种自然疗法，让你彻底摆脱头屑 / 58
椰子油按摩，纯天然养护头皮 / 58
三伏天用芦荟按摩头皮，远离头皮瘙痒 / 59
用盐水洗头，止痒、控油、去头屑 / 60
白醋洗头，可以有效去除头屑 / 61
生姜水洗头，有效减少头屑的生成 / 62

第三章 改善头皮出油，头发不塌、蓬松、更有型

为什么头皮容易出油、有异味 / 64
头皮是人体的产油“设备” / 64
快来自查！一些习惯正在给头皮“加油” / 66
如何破解“越油越洗、越洗越油”的魔咒 / 66
头皮出油、瘙痒、长痘痘？警惕头皮毛囊炎 / 68

头皮爱出油，到底是身体哪里出现问题了 / 70
头顶头发扁塌、四肢无力，可能是体内湿气重的征兆 / 70
头皮出油、还口苦口臭？说明你肝火太旺盛了 / 77

不同发质洗发水怎么选 / 84
无硅油 Vs 含硅油，洗发水究竟怎么选 / 84
挑选洗护产品时，不可忽视的基本成分 / 85

头皮控油四个方法，让你清爽每一天 / 87
硫黄皂洗头，杀菌、减少头皮出油 / 87
口服 B 族维生素，从内部抑制头皮油脂过度分泌 / 88

淘米水洗发，控油又蓬松清爽 / 89
用精油滋养头皮，改善“大油头” / 90
专题 头发油要出门紧急补救，
这几招可以拯救头油的女生 / 93

第四章 拯救脱发，强韧发根、摆脱『头秃』

关于脱发，你需要知道的事 / 96
掉发≠脱发 / 96
怎么判断脱发的严重程度 / 98
从脱发部位，看身体健康危机“小信号” / 99
根据毛囊“红绿灯”，及时干预、预防脱发 / 102

雄激素性脱发——压力大、内分泌失调让人“头秃” / 105
根据发际线形态分型 / 105
雄激素性脱发的临床表现 / 106
只需这三点，自我判断是否属于雄激素性脱发 / 107
减压对症食疗方，帮你守住发际线 / 108

斑秃——吓人的“鬼剃头” / 111
头发突然秃一块，还能长回来吗 / 111
如何诊断斑秃？需要做什么检查 / 113
斑秃也有真假，如何辨别 / 114
斑秃拖延不治、误诊，后果很可怕 / 115
一看就懂，中西医治疗方法 / 116
中医辨证药膳方推荐，对证调理斑秃 / 117

教你 4 个简单穴位，快速调理斑秃 / 119
防治神经性斑秃，心理疏导最有效 / 121

瘢痕性脱发——易误诊的永久性脱发 / 122
外伤和皮肤病，是瘢痕性脱发的主因 / 122
注意！这几种疾病导致脱发，不是瘢痕性脱发 / 123
掌握瘢痕性脱发的诊断标准，避免进一步损伤 / 124
早期及时治疗，瘢痕性脱发可防、可控 / 125
一看就懂，瘢痕性脱发治疗方案对比 / 126
毛发移植术前、术后注意事项 / 128
头上有疤痕，植发能成功吗 / 130
了解关于植发的 13 个问题，让你少跑几家医院 / 131
专题　根据脸型挑选发型，让你轻松变美 / 134

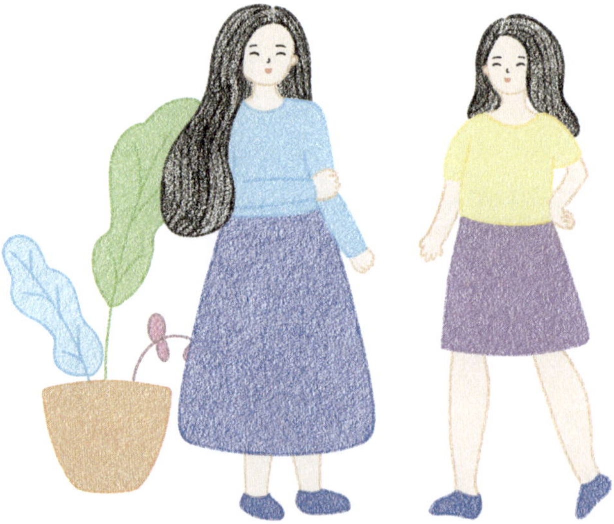

第五章

远离『少白头』，激活毛囊黑色素是关键

还年轻，头发为什么变白了 / 136

白发产生原因 1：缺乏营养 / 136

白发产生原因 2：血流不畅 / 136

白发产生原因 3：活性氧 / 136

白发产生原因 4：长时间使用手机、电脑 / 136

判断白发能不能转黑，关键看这四大要点 / 137

观察白发部位 / 137

观察白发颜色变化 / 137

观察白发数量 / 138

观察头皮颜色 / 138

预防白发，试试这些方法 / 139

按摩头皮——让血液流通更顺畅 / 139

减压保持好心情——造就好发质 / 140

睡眠充足——预防白发快速增长 / 141

补对 4 种营养素——促进黑色素生成，防治白发 / 142

不同人群辨证调理，白发变黑 / 143

中年男女肝郁生白发，疏肝解郁、滋养头发 / 143

青少年血热致白发，清热去火、延缓白发增多 / 147

产后气血亏虚长白发，补气养血、助白发变黑 / 151

中老年人肾虚型白发，滋补肾精、促进头发生长 / 155

白发染发指南，让你瞬间年轻 10 岁 / 159

白发染发前后七大关键原则，有效维持发色 / 159

3 个白发补染的小技巧 / 161

专题　白发常见问题，皮肤科医生来解答 / 162

第六章 头发毛糙易折、不好打理，染烫发爱好者看过来

染发和烫发，哪个更“伤头发” / 164
为什么染烫会伤害头发 / 164
是不是选择越贵的染烫产品，对头发伤害越小 / 165
一图看懂焗油和染发的区别 / 166

染烫发注意事项大集锦 / 167
这三类人最好不要染烫发 / 167
染烫发前，需要准备什么 / 167
选对发色很重要，两招找到专属发色 / 168

染烫发后发质受损，护理妙招送给你 / 170
染烫后 48 小时不洗头，定型持久、护发色 / 170
自己在家给头发焗油，改变头发干枯、暗哑、毛糙 / 171
宽齿梳对烫发更友好，防静电、不毛糙 / 171
掌握修复策略，远离染烫发后开叉、断裂、脱发 / 173
专题 皮肤科医生教你应对染烫发后的皮肤与毛发问题 / 174

第一章

头皮健康，头发才能浓密黑亮有光泽

1 分钟自测“头皮老化危机”

随着科技进步和相关研究增多，越来越多的人开始意识到头皮的衰老是头发干枯分叉、脱发、头屑、出油等问题的根本原因。所以日常护理时要将头皮、头发作为一个整体，双管齐下才能有效解决头发问题。

头皮衰老是如何影响头发的

头皮是皮肤的一部分，在经历日晒、雨淋、风吹、闷汗之后，会产生损伤，这些损伤日积月累会进一步影响头皮的自我修护功能。

头皮老化导致的弹性组织变性会对头皮真皮层产生不利影响，从而影响头皮毛囊。随着年龄的增长，胶原蛋白交联会增加，这可能影响毛囊的重塑而导致脱发。

打个比方，如果把头发看作植物，那么头皮就是滋养和孕育这些植物的土壤。当土壤本身变得松散、结构发生变化，无法再输送营养，那么上面的植物必定无法很好地存活。头皮老化就相当于土壤变得贫瘠，头发自然无法健康生长。

皮肤科医生有话说

头皮更易衰老，需要特别养护

头皮松弛衰老会导致毛囊萎缩，造成脱发、断发、白发。头皮的皮脂腺较为丰富，皮脂分泌比较旺盛，头皮的毛囊密度也比较高，更容易产生自由基，所以头皮的皮肤组织衰老速度比面部以及身体其他部位的皮肤都要快。因此头皮极其需要特殊呵护，预防衰老。

自测一下，看看自己头皮有没有老化危机

想知道自己头皮的健康状态，平常可以进行自我检视，只要出现以下任何一个征兆，就要特别注意头皮老化危机，日常好好养护头皮。

1. 头发生长速度比正常慢。
2. 每日掉发量较多，且梳子或枕头上出现大量头发。
3. 发缝变得越来越宽。
4. 额头发际线往后退了不少。
5. 马尾发束直径变窄。
6. 头皮检测仪下的毛孔只剩单根发束，且直径较细。
7. 头皮检测仪下的头皮缺水干燥，并浮现细纹。
8. 头皮时常感到瘙痒，特别容易敏感。
9. 与过去相比，发色变得无光泽。
10. 头发失去弹力，容易断裂。

《中国头皮抗衰专家共识》中指出，头皮衰老受内部自然衰老和外部环境损伤等因素共同影响。内部因素主要是年龄的增长导致的衰老，外部因素主要是紫外线照射、炎症刺激、环境污染、吸烟等长期积累导致的损伤。所以，想远离头皮老化危机，要先找出原因。

看懂头皮的“求救信号”，别等“脱”了才知道

从外观来看，健康的头皮表面呈粉白色，且无红点，不油腻。一旦出现异常，要及时找到原因并处理。

头屑多、头皮痒——多为真菌感染

头皮发痒、头屑很多，头屑常散落在肩膀上，这种情况可能和真菌感染有关。

如果头屑突然增多，但不痒，可能与睡眠不好有关。

对策

如果是真菌感染，要及时就医。不要盲目使用去屑洗发水，以防加重症状。平常注意忌口，少吃油腻食物、少喝酒，注意补充 B 族维生素。

头皮痛——外力拉扯、受凉、创伤

日常头皮痛多是因发夹或皮筋扎绑等外力拉扯所致。此外，头皮受凉敏感、头皮创伤淤血等也会导致头皮疼痛。

对策

日常梳头时尽量轻柔，避免拉扯头发。扎辫子时不要绑得太紧。平时可多用手指指腹按摩头皮，由前往后，用指腹在头皮上画圈按摩，或轻敲整个头部，以促进气血运行，预防头皮痛。

头皮长痘——皮脂溢出症、毛囊炎

有些人在梳头或者挠头时，会发现头皮长了一些痘，有些摸起来还很疼。这可能是毛囊炎和皮脂溢出症。

头皮富含毛囊和皮脂腺，很容易出油，医学上称为“脂溢部位”。皮脂溢出症是指皮脂腺分泌功能亢进，主要表现为头皮多脂、油腻发亮、脱屑较多。如果这些部位的毛囊和皮脂腺开口受到阻塞，就会造成局部感染发炎，长出痘痘，按压疼痛。

对策

切勿抓挠，及时到专业科室就诊，锁定病因，对症治疗。

头皮发麻——颈椎病、脑血管病

头皮发麻最常见的原因是颈椎病导致神经血管受到压迫，血液无法顺畅地输送到头部，脑供血不足引起头皮发麻。

除颈椎病外，脑血管病也可导致头皮发麻。如果长期存在头皮发麻的情况，建议做进一步脑血管病筛查。

对策

对于颈椎病引起的头皮发麻，可以每晚睡觉前用木梳梳头，促进头皮血液循环，缓解头皮发麻症状。

自我判断，头皮衰老的根本原因

头皮屏障功能受损——干燥脱屑、油脂分泌过多

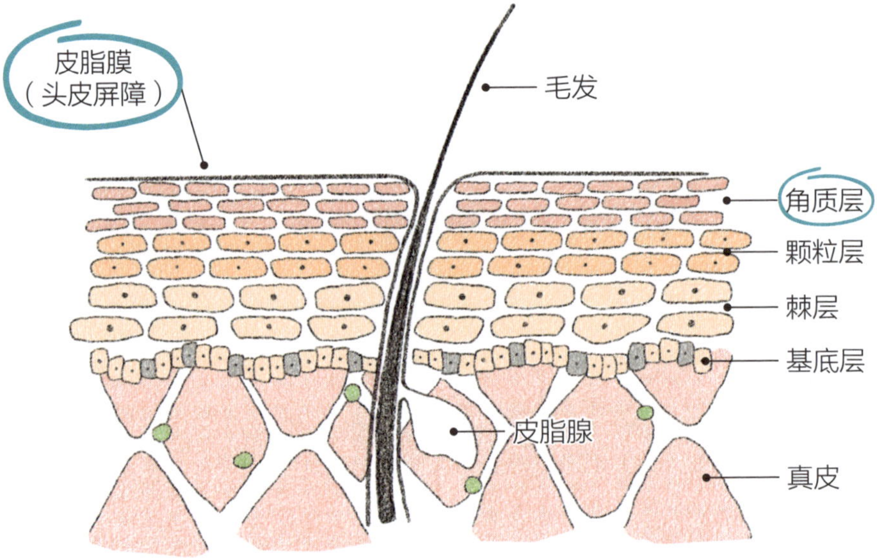

头皮屏障是位于头皮表皮角质层的一层天然保护膜，它的主要功能是保护头皮免受外界环境、微生物和其他有害物质的侵袭，保持头皮生态稳定。同时，头皮屏障还能锁住水分，保持头皮的湿润与健康。

头皮屏障受损的原因

1. 外部因素。长时间接触紫外线、环境污染、气候变化等都会对头皮屏障造成损伤。此外，频繁的染发、烫发等也会破坏头皮屏障。

2. 内部因素。压力过大、睡眠不足、饮食不规律等不良生活习惯会导致身体内分泌失调，进而影响头皮屏障的健康。另外，某些皮肤疾病，如牛皮癣、湿疹等也会导致头皮屏障受损。

3. 洗发护发不当。使用刺激性较强的洗发水、过度清洁、护发素使用不当等都会对头皮屏障造成损害。

头皮屏障受损的表现

1. 头屑增多。头皮屏障受损后，头皮的自我保护功能减弱，容易导致头屑增多。

2. 头皮瘙痒。头皮屏障受损后，头皮容易受到外界刺激，引起头皮瘙痒。

3. 头发干燥。头皮屏障受损会导致水分流失，使头发变得干燥、无光泽。

4. 头皮红肿。头皮屏障受损后，头皮对细菌、病毒等有害物质的抵抗力降低，容易引发红肿、炎症等。

如何修复受损的头皮屏障

1. 选择合适的洗发产品。使用温和、无刺激的洗发水，避免使用含有酒精、硅油等成分的洗发水。同时，尽量选择含天然成分的护发素。

2. 保持良好的生活习惯。保证充足的睡眠，避免熬夜；保持良好的饮食习惯，多吃富含维生素、矿物质的食物；定期进行运动，促进身体新陈代谢，改善头皮健康状况。

3. 减少接触化学药品。尽量避免染发、烫发等需要使用化学药品的操作，如果必须进行此类操作，最好选择正规的理发店，并在操作过程中注意保护好头皮。

4. 按摩头皮。经常按摩头皮，可以促进头皮血液循环，增强头皮屏障功能。

5. 寻求专业帮助。如果头皮屏障受损严重，建议及时就医，寻求专业皮肤科医生的帮助。

头皮胶原蛋白流失——真皮变薄、头皮松弛

“头皮脸皮一张皮”，胶原蛋白不仅对面部皮肤很重要，对头皮来说也至关重要。

头皮衰老——源自胶原蛋白流失

头皮是自由基最为活跃的区域，自由基过度活跃，会降解胶原蛋白和弹性蛋白。随着年龄的增加，体内抗氧化酶活性不断降低，自由基过量堆积，胶原蛋白减少，会导致头皮出现老化症状。

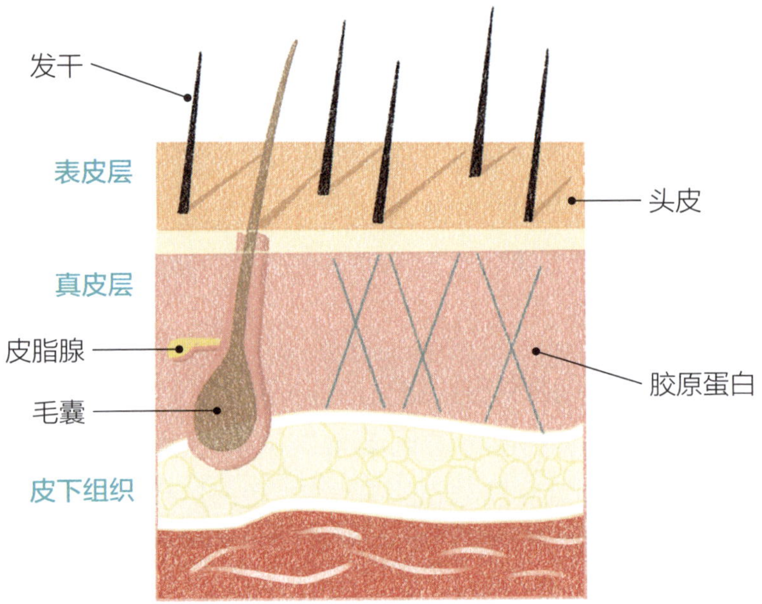

头皮皮下组织

毛发生长于约 4 毫米深的皮肤中，这个区域新长成的细胞组织，在到达头皮表面之前，会在皮肤内停留近 2 周的时间。在这 2 周内，头发会生长、发育和变粗，因此，头发的最终状态与其周围头皮组织的健康密切相关。

如果毛发周围的细胞组织出现问题，头发就会像生长在贫瘠土壤中的小苗，难以长成健壮的大树，具体表现为毛囊萎缩、头发变细、脱发等。

头皮衰老除了会使头皮变得松弛，还会更加敏感。当有外部刺激时，头皮的免疫系统被激活，会出现以下现象。

1. 炎症和应激反应。
2. 头皮发红、出油更加严重。
3. 菌群失衡，容易产生头屑。

如何减少胶原蛋白流失

皮肤老化后，想要完全恢复到原始状态是很难的。因此预防老化、减少胶原蛋白流失很重要。那么该怎样保养才能减少胶原蛋白流失？

作息规律，不熬夜

保证充足的睡眠对养护皮肤特别重要，熬夜会让胶原蛋白流失加剧。特别是晚上 10 点到凌晨 2 点，细胞新陈代谢加速，这段时间要处于深睡眠状态，为皮肤胶原蛋白合成及组织修复创造有利条件。

补充含胶原蛋白的食物

可以适量食用猪蹄、鸡爪、牛筋、燕窝、银耳等。需要强调的是，食物并不能代替治疗，如果需要改善头皮健康状况，建议咨询专业医生或营养师。

补充维生素 C

维生素 C 有抗氧化作用，可清除自由基，防皱去皱的效果也不错。猕猴桃、橙子等水果中的维生素 C 含量较多，可以适当多吃。

防晒

阳光中的紫外线会加速皮肤中胶原蛋白的流失，所以防晒非常重要。需要注意的是，无论是阴天还是晴天，都需要防晒。

头皮微生态环境失衡——头皮瘙痒、炎症

头皮上的微生物群落复杂多样，这些菌群在正常情况下与头皮和平共处，共同维护头皮的健康。一旦头皮菌群失衡，就可能引发一系列头皮问题。

头皮菌群失衡会刺激头皮分泌皮脂，导致真菌过度滋生，进而引起头皮发炎感染，出现头痒、红肿、脓包等症状。此外，菌群失衡还可能影响头发的生长环境，导致头发干燥、无光泽，甚至脱发。

头皮上的关键菌群

葡萄球菌属

它通过分解头皮上的新陈代谢物并发酵甘油产生短链脂肪酸，有助于维持头皮的酸碱平衡，形成保护性油膜。但是，在某些情况下，金黄色葡萄球菌可能会直接作用于神经细胞，引起头皮感染。

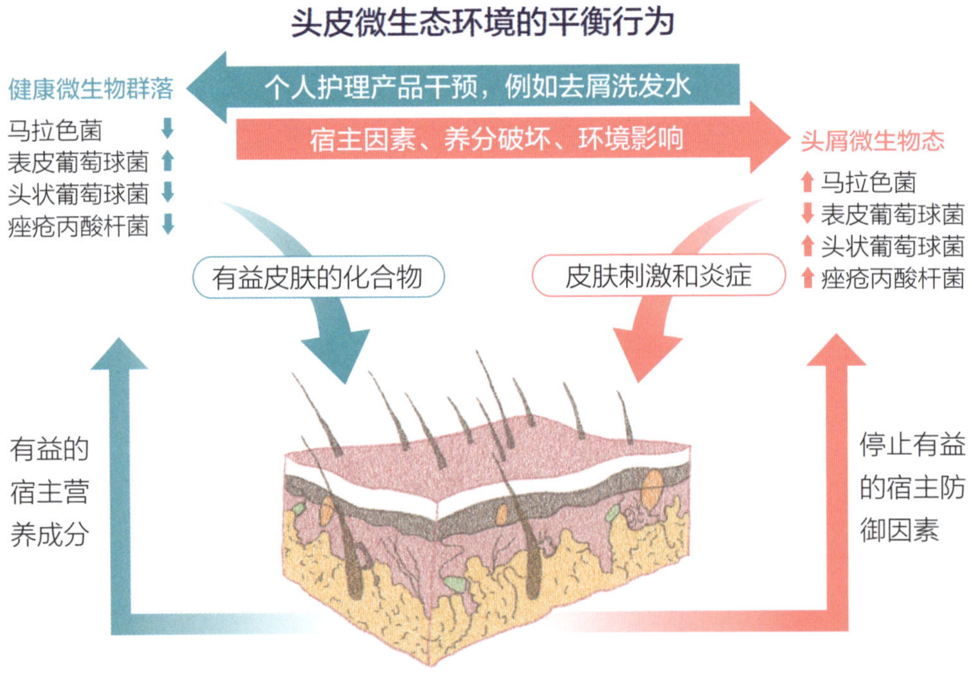

健康的头皮是微生态平衡的基础

痤疮丙酸杆菌

这种细菌主要生活在皮肤毛囊和皮脂腺内，是常见的人体皮肤正常菌群。它会利用皮脂腺中的皮脂为自身生长提供营养，并在皮肤表面的 pH 调节中发挥作用。其过度繁殖时，可能刺激皮肤引起炎症和痤疮。

马拉色菌属

这种真菌通常存在于人体皮肤表面，尤其是油脂分泌较多的区域，如头皮、面部等。其过度生长可能导致头屑、瘙痒和炎症等头皮问题。

如何养护好头皮菌群

注意头皮保湿	健康的角质层有利于表皮葡萄球菌的生长。适量的运动可以促进皮肤出汗，抑制葡萄球菌。日常注意头皮保湿，避免过度清洁导致头皮干燥
控制体表温度	正常体温有利于表皮葡萄球菌和痤疮丙酸杆菌的生长，同时有利于限制马拉色菌的生长。冬天要注意保暖，天热时要及时防暑降温
避免堵塞毛孔	避免长期使用发胶等美发产品，以免堵塞头皮毛囊，增加头皮负担，破坏菌群生态

总之，头皮健康与头皮菌群平衡密切相关。只有保持良好的卫生习惯和生活方式，才能维护头皮菌群的平衡，保持头皮的健康状态。

头皮毛囊黑色素细胞活性降低——头发变灰白

随着年龄的增长，人体细胞内多种酶的活性会逐渐降低。毛囊内黑色素细胞中的酪氨酸酶活性降低，黑色素合成减少，头发就会变白。

少年白发的成因与自然衰老有所不同。除了先天性遗传因素之外，营养不良、内分泌紊乱以及一些疾病（如白化病、恶性贫血等），都会导致少年白发。此外，不良的生活习惯、精神压力过大、环境污染等因素也会影响毛囊中黑色素的形成，导致头发变白。

图解头发为什么变白

毛囊黑色素细胞的一生都在很努力地制造黑色素，在这个过程中会生成大量自由基。健康的黑色素细胞可以清除这些自由基，而老化的黑色素细胞则无法有效清除自由基。自由基积累过多会反过来破坏黑色素细胞，影响其制造黑色素的能力。

所以当毛囊内的黑色素细胞老化，无法清除自由基并产生黑色素时，就会出现白头发。

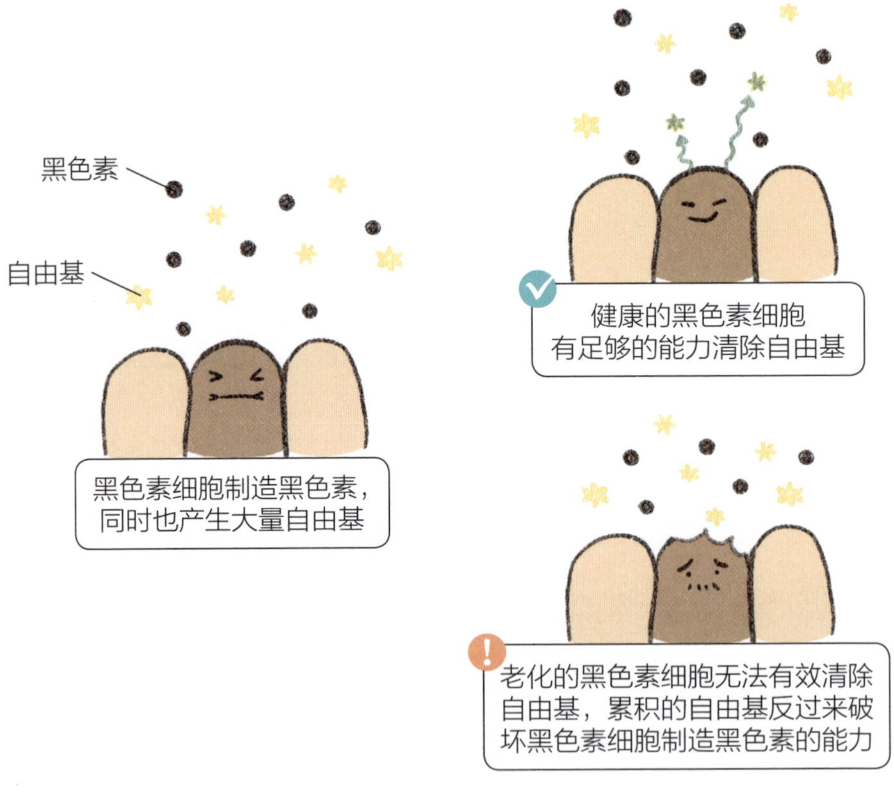

如何避免过早生白发

加强营养

毛囊细胞是人体增殖速度最快的细胞，其生长需要充足的营养。所以要想避免早生白发，日常饮食要注意营养全面均衡。

按摩头皮

“千过梳头，发不白”出自隋代医学家巢元方《诸病源候论》，说明经常梳头可以预防白发。日常生活中可以通过每天进行头皮按摩预防早生白发。

方法 1

早晨起床后和临睡前用食指与中指的指腹在头皮上画小圆圈，轻揉头皮，先从前额经头顶到后枕部，再从前额部经两侧太阳穴到枕部。每次按摩 1～2 分钟，每分钟来回揉 30～40 次。

方法 2

用手掌轻轻拍打刺激百会穴，早晚各 1 次，每次 20 下；用双手大拇指揉搓风池穴，每次 1～2 分钟。

规律睡眠

熬夜会导致内分泌紊乱，使黑色素细胞不能正常合成黑色素，进而生成白发。

方法

保证每天 7～8 小时的高质量睡眠，卧室温度保持在 20～25℃，湿度在 40%～60%，营造安静、黑暗、舒适的睡眠环境有助于提高睡眠质量。

纾解压力

长期压力会使人体处于应激状态，导致内分泌系统紊乱，干扰毛囊中黑色素细胞的正常功能。

方法

每天花 15～30 分钟，通过冥想、深呼吸、瑜伽等方式放松身心，减轻焦虑和压力。培养兴趣爱好，如绘画、音乐、阅读等，帮助转移注意力，缓解精神紧张。

头皮毛囊细胞营养供给不足——头发变稀疏、脱发

毛囊虽小，但需要 40 多种微量营养素维持其正常功能。毛囊通过身体循环系统获得营养。

维生素及矿物质在抗头皮衰老中起重要作用，但大多数无法由人体合成，需通过饮食摄入，因此日常饮食一定要注重营养均衡。

维生素	作用	来源	推荐摄入量
维生素 A	脂溶性维生素。可强化表皮屏障以减少经表皮失水；能够刺激成纤维细胞，增加弹性蛋白和胶原蛋白的合成；有很强的紫外线吸收能力，可保护头皮免受紫外线辐射的损伤，减少黑色素细胞生成	动物肝脏、奶制品、蛋类，以及胡萝卜、西蓝花、樱桃、芒果、沙棘等（富含胡萝卜素）	成人维生素 A 每天的推荐摄入量为男性 770μgRAE（视黄醇活性当量）、女性 660μgRAE（视黄醇活性当量）。（男性平均每日吃羊肝 3.67 克或胡萝卜 223.84 克，女性平均每日吃羊肝 3.15 克或胡萝卜 191.86 克即可满足人体日需要量）
维生素 C	水溶性抗氧化剂。促进表皮屏障和真皮中胶原蛋白的形成；保护头皮免受自由基伤害；有助于维持头皮血管弹性，保证头皮血液循环顺畅	柑橘类水果、草莓、猕猴桃、西蓝花等	成人维生素 C 的推荐摄入量为 100 毫克 / 天（平均每日吃冬枣 41.15 克或猕猴桃 161.29 克即可满足人体日需要量）
维生素 E	脂溶性抗氧化剂。能够保护头皮免受氧化损伤；改善表皮及真皮的弹性及头皮的血液循环；有效保湿，对抗头皮衰老	坚果、植物油、绿叶蔬菜	成人维生素 E 的推荐摄入量为 14 毫克 / 天（平均每日吃鹅蛋黄 14.63 克或鲮鱼 44.78 克即可满足人体日需要量）

续表

微量元素	作用	来源	推荐摄入量
硒	具有强抗氧化性，帮助头皮抵御自由基伤害；调节头皮油脂分泌	动物肾脏、海产品、谷物等	成人硒的适宜摄入量为 60 微克 / 天（平均每日吃猪肾 38.3 克即可满足人体日需要量）
锌	促进头皮细胞代谢，参与头皮细胞中角蛋白合成，维护头皮健康；减轻头皮炎症反应；改善毛囊健康，减少脱发	牛肉、贝壳类海产品、动物内脏、坚果、豆类等	成人锌的推荐摄入量为男性 12.5 毫克 / 天，女性 7.5 毫克 / 天（男性平均每日吃牛腱肉 141.72 克，女性平均每日吃牛腱肉 85.03 克即可满足人体日需要量）
铜	参与黑色素形成，预防头发早白，参与胶原蛋白合成，使头皮保持紧致；参与血管内皮细胞中一些酶的合成，帮助维持正常的血液循环	坚果、豆类、动物肝脏、全谷物等	成人铜的推荐摄入量为 0.8 毫克 / 天（平均每日吃鹅肝 10.28 克即可满足人体日需要量）

注：上表内容引自《人体皮肤分龄抗衰指南》T/ZGKSL 019-2024。

头发稀疏、脱发可能是头皮毛囊细胞营养不足的表现，除了可能与上述提到的锌、铁、铜、硒等微量元素缺乏有关外，还可能和蛋白质有关，因为头发的主要成分是角蛋白，若蛋白质摄入不足，会影响角蛋白的合成，导致头发变细、易断，毛囊细胞无法获得足够营养，进而引起头发稀疏、脱发。

此外，头发稀疏、脱发还可能由遗传因素、内分泌失调、精神压力过大、不良生活习惯等多种原因引起。

自检头皮类型 + 针对性护理，少花冤枉钱、健康养发

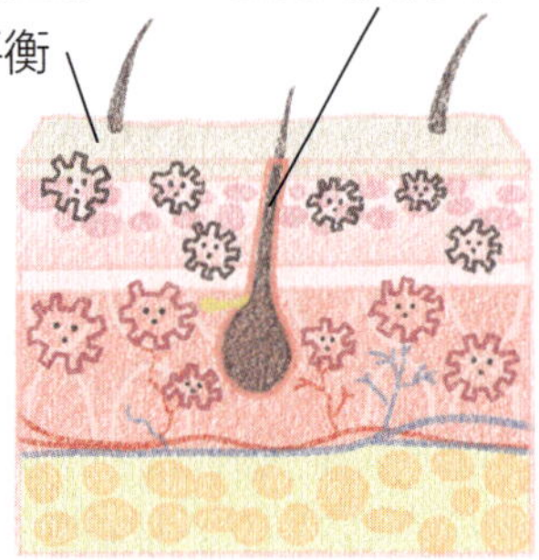

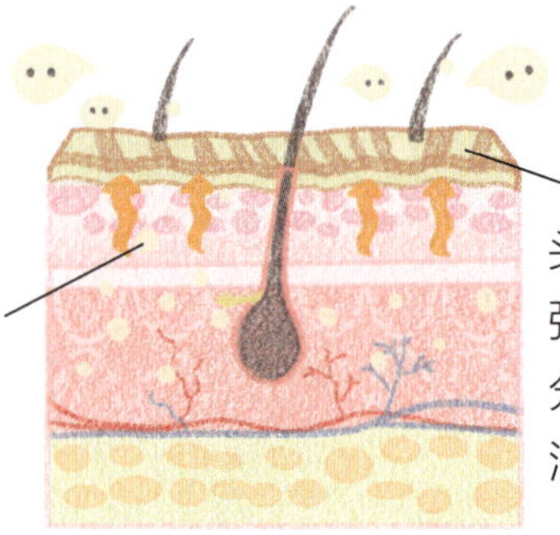

中性头皮

健康头皮，没有过多的皮脂、头皮红斑和头屑。

头皮状态：青白色，有弹性，有韧性。

头发：每个毛囊口有 2~3 根头发，头发粗细均匀有韧性。

毛囊口：没有堵塞物，毛囊口呈漩涡状。

护理注意事项

- 选用无刺激性的温和洗发水，以免引起毛囊发炎、红肿。
- 定期洗头，不频繁烫染，维持头皮洁净。

油性头皮

皮脂分泌旺盛，容易堵塞毛囊。过多皮脂还会使有害菌大量繁殖，导致头皮代谢异常，出现持续瘙痒、头屑增多。

头皮状态：淡黄色，油腻有异味，有脱发现象。

头发：每个毛囊口有 1~2 根头发，头发粗细不均匀，有细小头发。

毛囊口：油脂堵塞毛囊，毛囊口与头皮平行。

护理注意事项

- 注意保持头皮清洁，不用过热的水洗头。
- 多喝水，多吃新鲜蔬果。
- 少熬夜，少吃油腻食物。

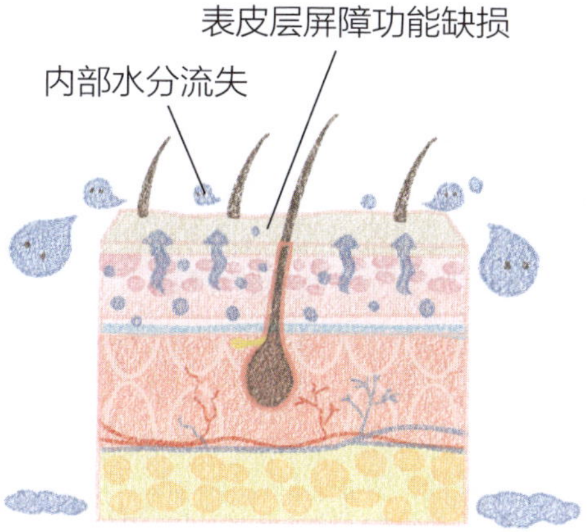

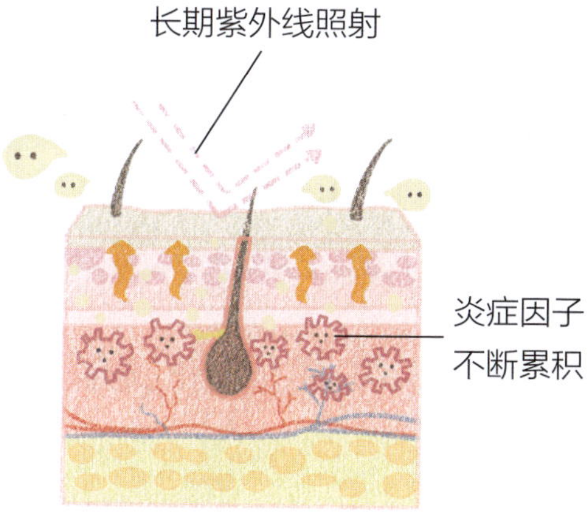

干性头皮

油脂分泌不足，头发无法得到滋养和保护，其屏障功能缺失，导致代谢异常，脱落的死皮增多，出现块状、小而多、容易脱落的头屑。

头皮状态： 头皮呈白色，毛囊口周围会有白色的皮屑产生。

头发： 每个毛囊口有 1~2 根头发，头发粗细不均匀。

毛囊口： 白屑堵塞毛囊，毛囊口与头皮平行。

护理注意事项

- 尽量少烫染，定期做头皮护理，滋养头皮。
- 多吃含植物油脂的食物，如坚果等。
- 多梳头，刺激皮脂腺分泌皮脂，有助于恢复头皮健康。

敏感性头皮

头皮比较敏感，在外界刺激下易产生炎症反应，如红肿、头皮发痒，甚至头皮损伤。

头皮状态： 头皮呈一块一块的粉红色，比较敏感，梳头力度过重时头皮会痛。

头发： 每个毛囊口有 1~2 根头发，头发粗细不均匀。

毛囊口： 皮脂堵塞毛囊，易脱发。

护理注意事项

- 注意头皮护理，定期做头皮养护。
- 症状严重的要去专业的医疗机构治疗。
- 日常用舒敏修护的洗护产品。

清、补、调、养，
四步轻松养头皮、护秀发

清：解决毛囊堵塞问题，给头皮减压

顾名思义，“清”就是清洁头发里的“脏东西”，调理头皮的生态环境。第一步的清洁工作非常重要，不只是简简单单地清洁头皮和发丝，还要深层清洁毛囊，使每一个毛孔都干净清透。这样后期使用护发产品时，营养才能被吸收。

正确洗头方法

1

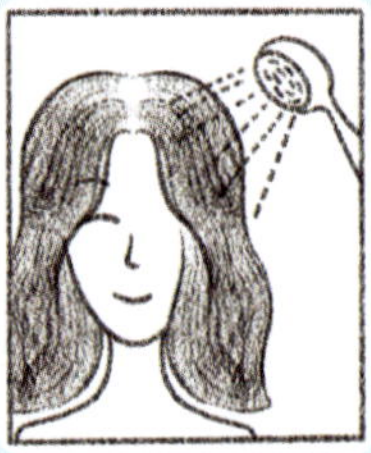

先用 40℃左右的温水冲洗 1 分钟，充分湿润头发，并用梳子梳顺。

2

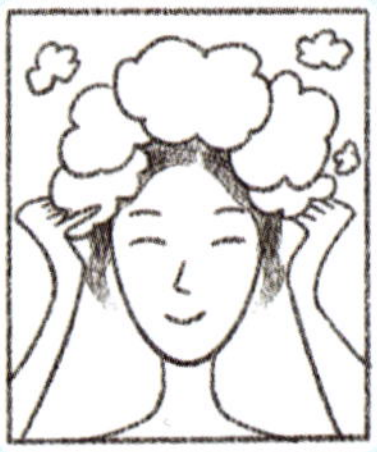

选用适合自己发质的洗发水，在手上打出泡沫后再涂抹在头发上，用指腹打圈按摩揉搓 20 次，注意不要将洗发水直接抹在头皮上。

3

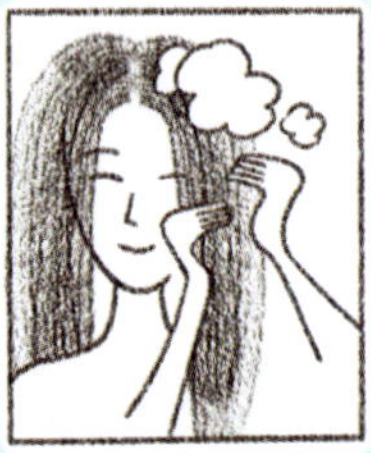

用清水将泡沫冲洗干净，在距离头皮 1~2 厘米处的头发上涂抹护发素，停留 1~3 分钟。

4

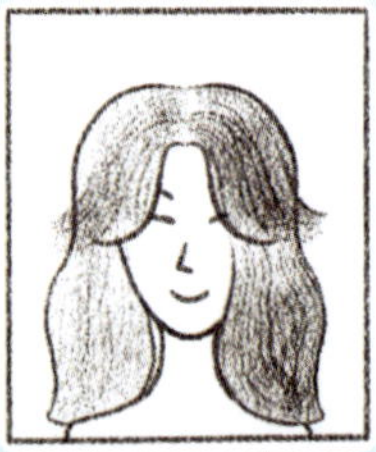

用温清水冲洗几次，直到冲洗干净为止。

毛囊堵塞怎样改善

头发毛囊堵塞一般与头皮皮脂分泌过多、头屑过多、细菌感染及先天性遗传基因有关。改善毛囊堵塞的方法主要包括以下几方面。

均衡饮食

日常保持均衡饮食，特别注意要摄入足够的维生素，如维生素 A、B 族维生素、维生素 E 等，有助于维持头发和毛囊的健康状态。

注意个人卫生

保持头发和头皮清洁，避免长时间佩戴帽子或头巾，及时清洗和更换枕套。

使用温和的护发产品

使用温和的洗发水和护发产品清洁头发和头皮，日常尽量避免使用过多的发胶、定型喷雾等易堵塞毛囊的产品。

定期按摩头皮

平时可定期用指腹轻柔地按摩头皮，必要时可用头皮精油增加滋养效果，刺激血液循环并促进头皮的新陈代谢。

避免频繁使用热工具

吹风机、卷发棒、烫发器等热工具易造成头发干燥和毛囊堵塞，日常尽量减少使用次数，保护头发和头皮健康。

健康小贴士

平时应注意清淡饮食，规律作息。如果头发毛囊堵塞严重或持续存在，请咨询专业的头皮护理专家。

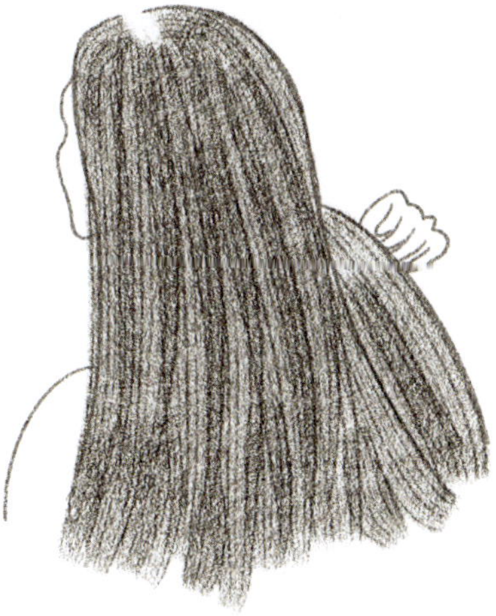

补：给头皮补营养，强韧发根、改善发质

头皮毛囊清洁后，就可以给发根和头皮补充营养了。一些含人参、当归、何首乌等中药中有效成分的护发产品，有助于给头皮和发根补充营养，同时还能刺激毛囊，促进毛母细胞分裂，达到止脱生发的效果。

吃什么能促进头发毛囊再生

平时多吃富含植物蛋白、维生素、矿物质的食物，有助于促进头发毛囊再生。

1 富含植物蛋白的食物

建议多吃大豆及其制品、黑芝麻、玉米、黑豆等富含植物蛋白的食物，植物蛋白中含有的蛋氨酸和胱氨酸对毛囊的发育有好处，有利于促进头发毛囊的再生。

2 富含维生素的食物

维生素是头发毛囊发育的必需营养物质，平时建议多吃绿色蔬菜和新鲜水果等富含维生素的食物。

3 富含矿物质的食物

矿物质能够帮助促进头发毛囊的发育，比如铁可以起到补血的作用，血液充足能够促进头部的血液循环，从而促进毛囊发育。日常可多吃瘦肉、动物肝脏、动物血制品、蛋类、海产品、菠菜等富含矿物质的食物。

调：促进头部血液循环，打通排毒通道

调就是调节头皮生态环境，疏通头部经络，打通排毒及输送通道，促进头皮微循环，重建头皮健康生态。

你的头皮是否有这些症状

1. 头皮一天不洗就油腻腻不舒服。 □
2. 头皮经常瘙痒紧绷。 □
3. 头皮上不时冒出“青春痘”，又红又肿。 □
4. 头发变得很细软，生长缓慢。 □
5. 头皮敏感、易起红疹。 □
6. 头屑越来越多。 □
7. 洗头、梳头时，头发越掉越多。 □

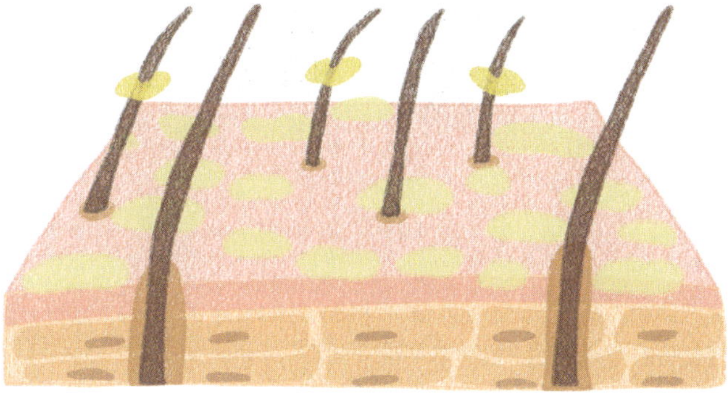

健康	亚健康	不健康
1~2条	1~4条	1~7条

头皮健康状态自测结果

按摩头皮，促进局部血液循环

按摩时，十指微弯并拢，放在头皮处，用指腹以向外扩散状轻抓头皮，然后再自然合起来，重复动作。

两手的五指分别微弯并拢，然后插入头发中，指腹触碰头皮，前后左右地对头皮进行按摩，感觉发根被搓到微微发热即可。

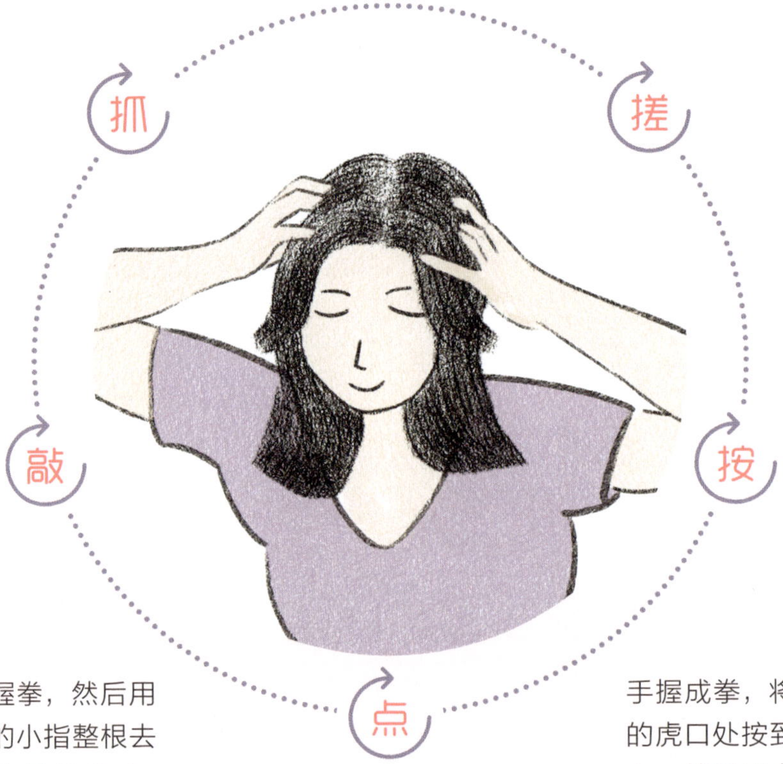

双手握拳，然后用两手的小指整根去敲打自己的头皮，如果自己不方便做，可以请家人朋友来帮忙。

用十指指尖点压头皮，也会有按摩的效果。注意要把指甲剪短。

手握成拳，将两手的虎口处按到头发上，然后用虎口自然地按揉头皮，因为接触面积大，会感觉非常舒服。

养：坚持控糖 + 防晒，头发更加柔顺有弹性

除了要给头皮补充营养外，还需要对头皮、头发进行长期的防晒保养，修复受损发质，使头发更加柔顺有弹性。

头皮不仅要抗糖化，更要防紫外线

1 抗糖化

皮肤的糖化反应，是指皮肤因为新陈代谢过慢，导致过多的糖分附着在胶原蛋白上，使胶原蛋白断裂或紊乱，皮肤便会出现皱纹、变粗糙。

而头皮是毛发赖以生存的“土壤”，因此抗糖化对头皮一样重要。

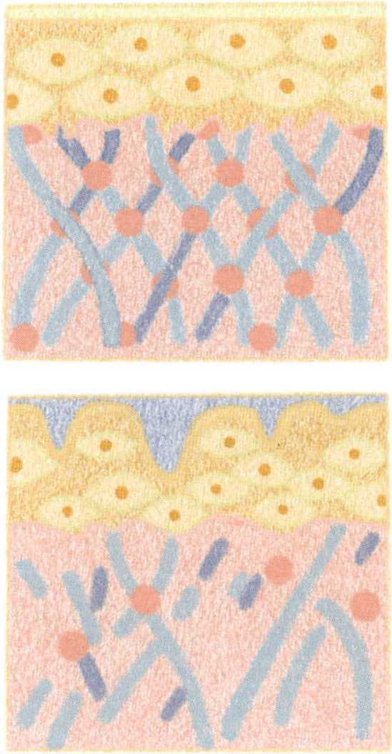

2 防晒

紫外线照射会破坏头皮中的胶原蛋白，同时使头皮皮脂发生氧化酸败，产生过氧化油脂，导致头皮失去活力、弹性下降。

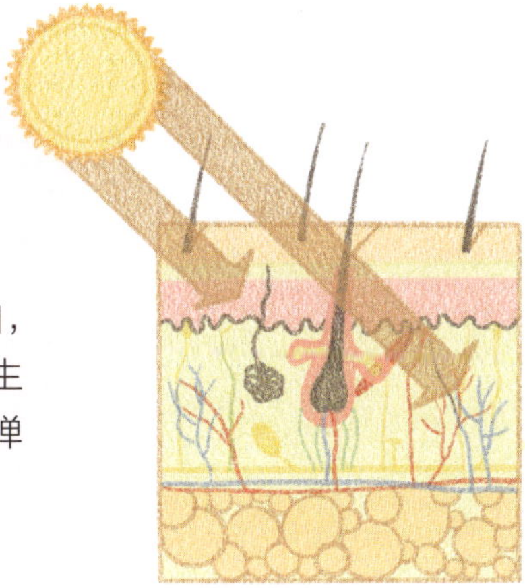

如何防止头皮衰老

1 内部调理：少吃高糖食物

摄入过量的糖分会刺激皮肤分泌油脂，过多的油脂可能会阻塞毛囊，增加头皮炎症，从而破坏头皮环境，导致脱发。

减少糖分摄取并不是指不吃任何甜食，而是在日常饮食中适当控制糖分摄入，尤其是添加糖。

日常尽量避开奶茶、雪糕、碳酸饮料等高糖食品，选择蔬菜、豆制品等低糖食物。

根据 WHO（世界卫生组织）的建议，每天游离糖的摄入量最好不超过当天摄取总热量的 5%。

2 外部防护：遮光防晒

头皮在人体的高点，容易受紫外线照射而加速衰老。头发受到紫外线照射以后，其中的角蛋白会变性、断裂，从而变得干枯、毛糙。所以，一定要注意头部防晒。

防晒主要分为物理防晒和化学防晒，前者如遮阳帽、遮阳伞等，后者如发用防晒剂以及具有防晒功效的护发产品等。

很多人二十几岁时每天为头皮出油而烦恼；到了三十几岁，又突然发现头发变得干燥、易脱发；四十几岁，头发又开始干枯没光泽。如何在不同时期进行有针对性的头发护理呢？

20 岁护发秘笈

20 多岁时，头发根部的皮脂腺会分泌大量皮脂，容易黏附环境中的灰尘让头发变得很脏，还会间接引起头屑等问题。

头皮清洁做到位

平时要用 38℃左右的温水洗头，水温过高会刺激头皮油脂分泌，令头油更多；水温过低又会令毛孔收缩，使头发内的污垢难以清洗干净。

注意，洗头时不要将洗发水直接涂在头上，而是先倒在手中搓起泡沫再涂在头发上，否则易对头皮产生刺激。

选用合适的洗发水

头皮真菌感染可以使用酮康唑类洗发水；补充头皮营养，可选择氨基酸类洗发水；用对洗发水有助于保持头皮酸碱平衡。

30 岁护发秘笈

30 多岁时，要面临家庭、事业等问题，精神压力变大，会影响头皮的新陈代谢而导致脱发。

补充 B 族维生素

身体缺乏 B 族维生素，容易表现出焦虑、暴躁等情绪。日常要多吃绿叶蔬菜、杂粮等，必要时也可以选择维生素补剂。

减压按摩

适当按摩能减轻精神压力带来的头皮紧绷，促进血液循环，有助于增加毛囊营养。日常可以自己按摩头部百会穴、风池穴、角孙穴等，每个穴位按 5 分钟左右，对缓解压力很有帮助。

40 岁护发秘笈

40 岁时，头皮油脂分泌减少，头发逐渐变得干燥缺水，暗淡无光，这时候需要补充营养。

饮食要合理

蛋白质是头发健康的关键营养素之一，平时多食用鱼类、蛋类、肉类、豆制品等富含蛋白质的食物，可以改善头发干枯毛糙，帮助头发恢复光泽。

作息要规律

晚上 10 点到凌晨 2 点的深睡眠能够保证头发的代谢正常，避免头发干枯毛糙。

皮肤科医生
有话说

避免过度烫染，减少高温损伤

40 岁头发的自我修复能力有所下降，烫染剂中的化学物质会损伤头发和头皮，建议减少烫染次数，每年不超过 2 次。

尽量避免频繁使用高温电吹风、直发器或卷发棒等，如需使用，可先涂抹护发精油，并将电吹风温度调至低温档。

养发护发应根据头发和头皮的状况进行调整。注重饮食、选择合适的洗护产品是保持头发健康的关键。

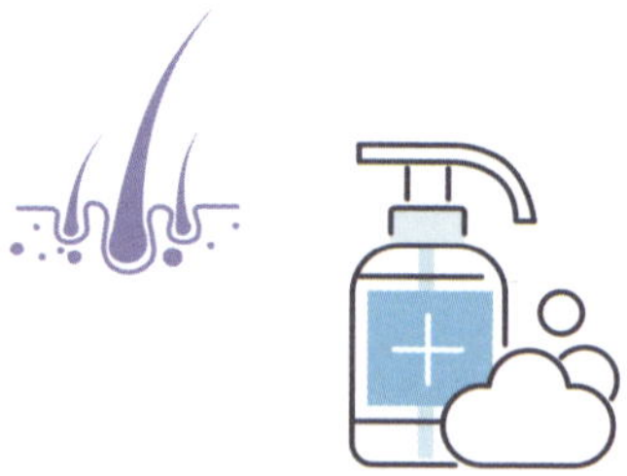

第二章

找对方法，告别头屑多、头皮痒

拿什么拯救你，我的头屑

洗头那么勤，为啥还有头屑

头屑是人体头部表皮细胞新陈代谢的产物，正常情况下角质细胞脱落很少、很慢，直径在 0.02 毫米左右，肉眼很难观察到脱屑。

但是当头皮出现炎症，角质细胞更新速度变快、角质层黏着力降低，再加上皮脂腺分泌旺盛，局部真菌繁殖，就会产生大块的、白色的头屑。头屑的形成受很多因素影响，常见的主要有以下几种情况。

天气环境变化	冬天湿度低，皮肤油脂分泌减少，角质层更容易受损而导致头屑增多；夏天日晒、高温，皮肤油脂分泌旺盛，也会导致头屑增多
洗护产品过敏	头皮和皮肤一样，会对某些刺激性较强的洗护产品过敏，导致头屑增多
疾病因素	某些发生在头皮的皮肤病会有头屑增多的症状，同时还可能伴有头皮充血、红斑等炎性反应，以及瘙痒、皮屑增厚等异常。比较常见的有脂溢性皮炎、银屑病（特别是头皮银屑病）、湿疹等
生活习惯因素	如果不经常洗头，各种脏东西就会附着在头皮，对角质层产生刺激作用，导致头屑增多

医生提醒：如果头屑增多伴有头皮异常，要及时到皮肤科就诊，明确病因，对症治疗。

头屑过多，可能是疾病信号

头屑的产生机制复杂，一般可以分为两种类型：生理性头屑和病理性头屑。

自我判断，头屑是生理性还是病理性

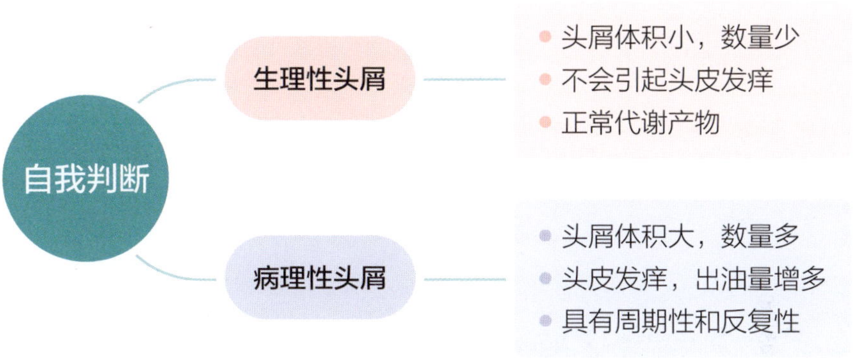

生理性头屑

头皮属于人体表层皮肤，正常情况下每天都在更新脱落，这是角质形成细胞新陈代谢的结果。如果头屑增多但没有其他症状，一般无须治疗，只要加强清洗，注意卫生即可。

病理性头屑

如果明显感到头屑增多，且头皮出现红斑、结痂等，就要注意，很可能是因疾病导致的头屑。

导致病理性头屑的疾病常见有两种：脂溢性皮炎和头部银屑病（详见P45和P47）。

如果不清楚自己头屑反复出现的原因，要及时咨询专业的皮肤科医生。同时日常保持清淡饮食、戒烟限酒、避免熬夜、注意卫生等良好的生活习惯。

认准洗发水成分，和头屑说拜拜

市面上的去屑型洗发水琳琅满目，到底该怎么选呢？

在选购时可以看产品包装上的成分表，选择适合自己的去屑成分。目前常见的去屑成分有 6 类。

1 吡啶硫酮锌（ZPT）

一种常见的抗真菌剂。可以防止微生物附着、抑制马拉色菌生长，以此减少头屑产生。

2 氯咪巴唑（CLM）

一种抗真菌药。具有抗菌、去头屑、止痒的作用，经常出现在去屑洗发水中。

3 吡罗克酮乙醇胺（PO）

一种去屑止痒剂。能够有效抑制马拉色菌，减少头屑。作用更温和，不像其他去屑成分有较大的刺激性，还可以起到护理头发的作用。

4 酮康唑

通过改变和破坏真菌细胞膜，抑制真菌细胞的生长，从而起到去屑作用。属于药用级别的洗发水，具有较轻的刺激性，需要在专业医生的指导下使用。

5 二硫化硒

具有抗皮脂腺过度分泌和抗真菌作用，刺激性强。适合头屑比较严重的“大油头”。在使用含二硫化硒的洗发水时，注意要多洗几遍。

6 水杨酸

属于比较温和的去屑成分，有助于去除干燥或片状头屑，适合头屑程度较轻的油头人群。

六种疾病，都能“制造”头屑

脂溢性皮炎：头皮发红、瘙痒

脂溢性皮炎是好发于头面部或胸背部的一种慢性浅表炎症性皮肤病。这个病与内分泌失调、高油高糖饮食、饮酒、精神紧张、压力大、劳累、熬夜等相关。主要表现为头皮红斑、头发油腻、头屑增多，可伴有头皮瘙痒、有紧绷感。严重者可能会出现头皮糜烂、渗出。

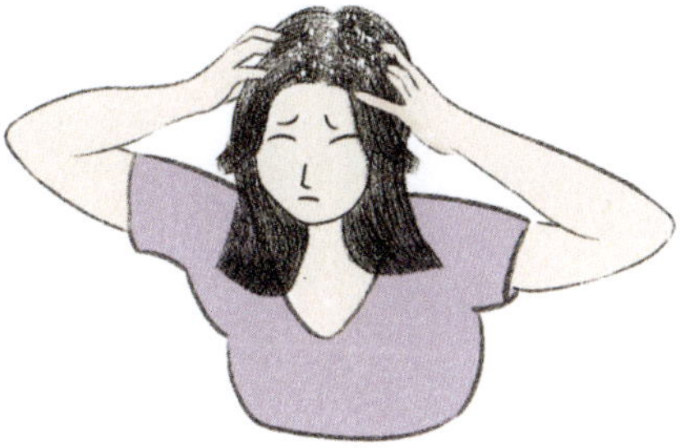

如果不确定自己是不是脂溢性皮炎，可以去医院皮肤科做个皮肤镜检查，进行明确诊断。

头皮损害的两种类型

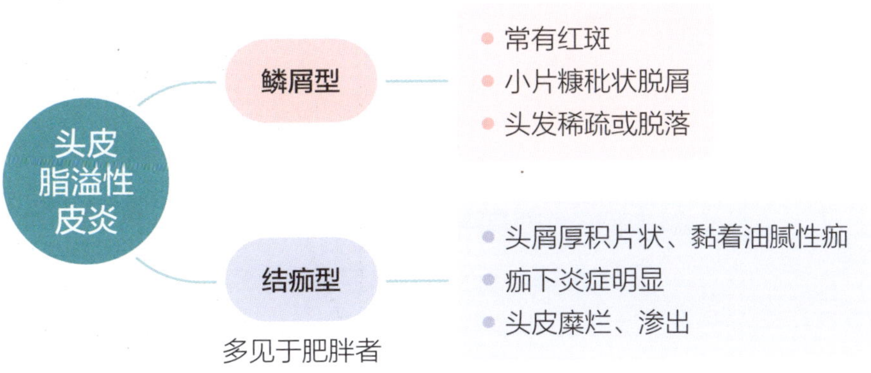

脂溢性皮炎如何选药

脂溢性皮炎整体的治疗思路在于抗炎抗真菌。在药物的选择上要咨询医生的意见，因为市面上治疗皮炎的各类药膏层出不穷，其中有些复方类药物的治疗原理是通过无差别地抑制免疫系统来起到抗炎作用，长期使用会导致皮肤免疫力大大降低，反而让马拉色菌等微生物更加猖獗。

皮肤科医生的建议，这样好得快

减少皮肤刺激

脂溢性皮炎比较典型的症状之一是皮肤表面附着油腻性鳞屑，对于这种鳞屑请不要去刺激它，包含且不局限于以下行为：

- 用手扣
- 使用酸类刺激性洗发产品
- 洗发时大力摩擦头皮

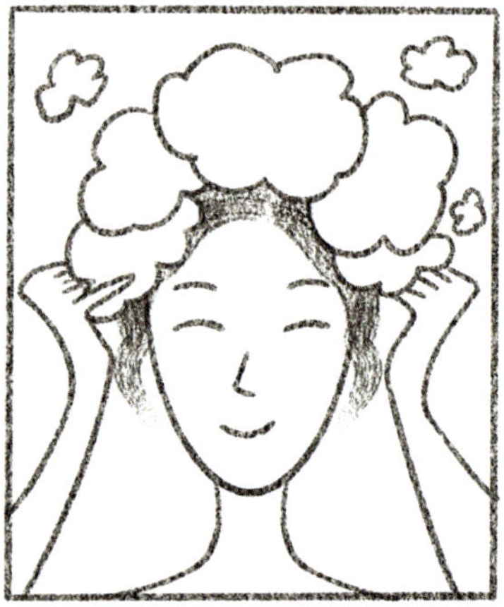

以上行为都会造成皮肤屏障的进一步损伤，让本就受伤害的皮肤雪上加霜。也不建议过度护发，因为不少护发产品都含有合成脂，会加速马拉色菌生长。

饮食忌口

精制碳水化合物等摄入过多会促进炎症的发生，增加皮脂分泌，加速马拉色菌生长，因此日常饮食中要少吃。

头皮银屑病：头皮间的斑块及灰白色的鳞屑

银屑病，俗称“牛皮癣”，中医称为白疕，是多种因素引起的慢性复发性、炎症性皮肤病，以皮肤出现红斑，其上覆盖白色鳞屑为主要临床表现。

银屑病分为寻常型、脓疱型、关节病型、红皮病型等几种类型，可累及全身的皮肤、关节等。

头皮银屑病是银屑病发生在头皮的一种类型。

头皮银屑病患者有以下表现

1. 一般会出现边界清楚、覆有银白色鳞屑的红斑，表面的鳞屑容易剥离，严重情况下可能长满整个头皮。

2. 有的患者头皮上还会有厚厚的鳞屑，导致头发呈束状改变，像一束束的毛刷，医学上称为束状发，通常不影响毛发的生长。偶尔有脱发，不过这种脱发可能是由于搔抓造成的。因此，大家尽量要避免搔抓头皮。

皮肤科医生有话说

90% 银屑病患者都关心的问题

1. 会传染吗？会导致脱发吗？

头皮银屑病和银屑病一样，都是不具有传染性的。头皮银屑病本身不会造成毛发折断及脱落，但暴力搔抓可能会导致毛发脱落折断。

2. 可以治愈吗？

不能。但目前科学进步，医学日新月异，用生物制剂治疗皮损可大部分改善，甚至达到完全清除。早期的诊断及对症治疗很关键。轻症患者外治和紫外线治疗就能取得满意效果。重度头皮银屑病需要多种方式联合治疗，可根据个人情况选择使用生物制剂控制。

3. 会长到身体其他部位吗？

很多患者仅累及头皮，约 25% 的患者会累及指甲。但皮疹泛发全身的情况也可能出现。

头皮银屑病如何治疗

头皮银屑病优先选择局部治疗。但是，当局部治疗效果不好时，可以选择系统治疗，如维 A 酸乳膏、氨甲蝶呤、环孢素、生物制剂等。

皮肤科医生的建议，这样好得快

选择药物性洗发水

对于头皮银屑病患者来说，因头皮的鳞屑较多，需要使用药物性洗剂（如煤焦油洗剂、二硫化硒洗剂等），它可以使头皮鳞屑松软，在清洁头皮的同时，抑制细菌、真菌生长繁殖，改善患者的生活质量。

清理鳞屑时的注意事项

清理鳞屑时不能用太大力，否则容易损伤皮肤，甚至导致感染，如头皮的毛囊炎继发感染等。

初期使用新的药物，如果头皮不是很适应，可以用一些单纯的油剂。鳞屑清除以后，要进行严格的护理，避免引发一些不良反应。

饮食要注意

忌烟酒，忌食辛辣刺激性食物及曾引起过敏的食物，对可疑食物应尽量避免食用。但要科学饮食，营养均衡，避免盲目忌口。

保持稳定的情绪，积极锻炼，预防感染

患者一定要树立信心，不要过于紧张和恐惧。另外，要多进行适当的体育锻炼，积极参加社会活动，预防上呼吸道感染，避免外伤。

敲黑板

保持好心情，好得快

好的情绪有助于缓解精神的紧张，还可以改善身体内分泌紊乱，有助于银屑病的治疗。因此，建议患者平时保持良好的心态，避免情绪过于激动或焦虑。

特应性皮炎：奇痒无比、表现多样

特应性皮炎（AD，Atopic Dermatitis）又叫特应性湿疹，俗称“痒醒症”，是一种慢性、复发性、炎症性皮肤病。最常见的表现是剧烈瘙痒，皮肤干燥，头皮有红斑、丘疹和细小皮屑。

如何判断患有特应性皮炎

“中国标准”教你轻松诊断特应性皮炎（AD）。以下 3 条，请在符合的内容前打“√”。

- ☐ 对称性湿疹超过 6 个月
- ☐ 个人或者亲属曾经或现在患有过敏性鼻炎、哮喘或过敏性结膜炎等特应性疾病
  亲属包括：父母 / 子女 / 亲兄弟姐妹、叔 / 伯 / 姑 / 舅 / 姨 / 祖父母 / 外祖父母、表 / 堂兄妹 / 叔侄 / 伯侄 / 姑侄 / 舅甥 / 姨甥。
- ☐ 血清总 IgE 升高，或外周血嗜酸性粒细胞升高，或一种以上特异性 IgE 阳性

判断标准：

1. 在满足第 1 条的基础上，同时满足第 2 条或第 3 条，基本上可以自我诊断为 AD。
2. 如果不满足第 2 条，又没有做过任何化验检查，那么建议及时到正规医院皮肤科就诊，做进一步检查明确诊断。

注：以上标准出自《中国特应性皮炎诊疗指南（2020 版）》。

特应性皮炎如何治疗

AD 患者通常伴有剧烈瘙痒，严重影响生活质量，控制瘙痒是治疗的主要目标之一。

润肤剂、外用糖皮质激素及外用钙调神经磷酸酶抑制剂、口服抗组胺药、系统性免疫抑制剂、光疗、生物制剂、Janus 激酶（JAK）抑制剂对于缓解瘙痒均有一定疗效，其中 JAK 抑制剂控制瘙痒速度更快。

对于上述药物难以控制的慢性顽固性瘙痒，可遵医嘱尝试米氮平、普瑞巴林、帕罗西汀、纳屈酮等系统止痒药治疗，但要注意监测其不良反应。

皮肤科医生的建议，这样好得快

皮肤护理

特应性皮炎的特点为皮肤干燥、粗糙、非常敏感，故患者应注意洗澡不能过勤，避免过度搓洗。

如果习惯了每天洗澡，可用不太热的清水冲一下。洗完以后，需用一些比较柔和的润肤乳进行皮肤护理。

衣着选择

有些深色衣物的染料可能会诱发过敏，化纤的衣物也可能会刺激皮肤。因此，要选择纯棉、浅色的衣服，尽量避免刺激皮肤的衣物。

情绪调节

特应性皮炎的患者一般精神较脆弱、敏感，家属应多鼓励患者，帮助其放松情绪，避免思虑过多。

接触性皮炎：头皮红斑或有剧烈瘙痒感

接触性皮炎是由于皮肤接触外源性刺激物后，在接触部位甚至以外的部位发生的炎症性反应。

临床表现为轻微的皮肤干燥发红、急性或慢性湿疹性皮炎、头皮红色斑片或斑块、有剧烈瘙痒感等。

接触性皮炎分类

接触性皮炎根据发病机制主要分为两类。

1 刺激性接触性皮炎

接触物本身对皮肤有很强的刺激性，任何人接触后皆可发生皮炎，如短时间接触强酸、强碱等化学物质或长时间接触洗涤剂等。

2 过敏性接触性皮炎

接触物本身无刺激，少数人在接触该物质致敏后，再次接触时会产生特异性免疫反应，在接触部位及周围发病。

易导致接触性皮炎的常见物质

引起接触性皮炎的物质有很多，日常生活中一些含化学物质的用品比较常见，主要有以下几种。

金属及其制品	镍、铬等
日常生活用品	洗洁精、肥皂、清洁养护用品、皮革、塑料等
化妆品	染发剂、止汗剂等
外用药物	汞剂、磺胺类药物、某些中草药等
化工原料	油漆、染料、甲醛、汽油等

如何治疗接触性皮炎

如果出现了接触性皮炎，要立即停止接触致敏物质，有发红、瘙痒时可外涂止痒药物。病情严重的患者需要前往医院进一步治疗。

急性期无渗液时可选用炉甘石洗剂，有少量渗液可外用氧化锌油，有明显渗液时可用3%硼酸溶液湿敷。

亚急性期无渗液时可外用糖皮质激素霜剂，有少量渗液时可外用糖皮质激素糊剂或氧化锌油，有感染时可外用抗生素，如莫匹罗星。

慢性期可外用糖皮质激素软膏。以上用药均需遵医嘱。

皮肤科医生的建议，这样好得快

接触性皮炎治疗以抗炎、止痒为主，患者在日常生活中，应尽量避开刺激原或过敏原，尽可能减少接触性皮炎的发生率，提高生活质量。

做好防护

尽量避免接触有刺激性或可能引发过敏反应的物质。如果由于职业等因素，不得不接触这类物质，尽量戴手套，避免直接接触。如果不慎接触，请立即用大量清水对局部皮肤进行冲洗。避免使用肥皂水和热水洗。此外，可以到正规医疗机构进行过敏原试验，查找可能的过敏原，之后尽量避免接触。

局部冷敷

将柔软湿润的冷毛巾紧贴皮损部位，冷敷 15～30 分钟可以镇静皮肤。每天可重复多次。

避免搔抓

如果反复搔抓患处，皮损可能会继发感染。可以局部外涂止痒药物或在医生的指导下外用糖皮质激素软膏。

寻求医生的帮助

如果皮损瘙痒严重、范围广泛或出现继发感染，建议寻求皮肤科医生的帮助。

饮食和护理

在饮食方面以清淡为主，多吃新鲜蔬果；尽量少吃油炸、辛辣的食物，以及坚果类食品。

避免可能诱发过敏的食物，如鱼、虾、鸡蛋、牛奶等。但也不要盲目禁食，应注意观察食物是否与疾病相关。

头癣：头屑增多、脱发

头癣，又称头皮癣，是一种由皮肤癣菌感染头皮及毛发所致疾病。这种真菌喜欢温暖潮湿的环境，因此，在夏季和秋季高温多雨的季节，头癣的发病率较高。此外，头癣的传播途径很多，包括直接接触感染者的头皮、毛发，或是通过共用梳子、帽子等个人物品间接传播。

头癣的症状

头屑增多：头癣患者常常会出现头屑增多的情况，这些头屑往往呈黄色或灰白色，且难以洗净。

头皮瘙痒：真菌在头皮上繁殖，会刺激头皮神经末梢，导致患者出现头皮瘙痒的症状。

头皮红斑：头癣患者的头皮上会出现圆形或不规则形的红斑，这些红斑边界清楚，表面可覆盖有鳞屑。

脱发：当头癣发展到一定程度时，会导致头发脱落，形成斑秃。这种脱发通常呈片状分布，且不易再生。

皮肤科医生有话说

头癣的误区与辟谣

误区 1： 头癣是不治之症。

辟谣 头癣并非不治之症。只要及时就医，遵循医生的指导进行治疗，大部分头癣患者都能够彻底治愈。

误区 2： 头癣是传染病，不能接触头癣患者。

辟谣 虽然头癣具有一定的传染性，但并非完全不能接触头癣患者。只要保持个人卫生，避免共用个人物品，就能够有效减少交叉感染的风险。

头癣的洗、擦、服、剃、消五字疗法

头癣的治疗以系统药物治疗为主，辅助局部外用药物，同时需要对污染物和污染环境进行消毒除菌，防止再次感染。

局部治疗

洗：用酮康唑洗剂清洗。

擦：外用抗真菌软膏，吡咯类、丙烯胺类。炎症明显、有脓液流出时可湿敷或外用乳酸依沙吖啶软膏。

全身治疗

服：口服抗真菌药物，疗程成人 4～8 周，具体服用量按说明书。服用抗真菌药物前后，应进行肝肾功能检查等。小于 2 岁儿童禁用。

注意只有比较严重时，才遵医嘱服药。

日常防护

剃：剪掉病发并烧毁。

消：做好消毒，阻断传染源。患者接触过的物品可使用含氯消毒剂或唯达宁喷剂进行消杀。

敲黑板

头癣疗效如何判断

随访：

一般每两周复诊 1 次，主要观察临床疗效、不良反应以及真菌学检查，指导后续治疗。

停药标准：

- 鳞屑、断发消失，脓肿消退，疼痛消失，耳后淋巴结不肿大。
- 患区新发长出，不易拔出。
- 真菌镜检、真菌培养均阴性，可停止口服抗真菌药物，定期复查，连续 2～3 次以上阴性，可认为治愈。

皮肤科医生的建议，这样好得快

饮食清淡

头癣患者在饮食方面要避免吃太多辛辣刺激的食物，以免导致病情加重。平时对各种含酒精的饮料也要尽量避免，因为酒可使内热更盛，从而加重头癣的病情。

做好清洁和隔离

保持头皮清洁：每天用温水和温和的洗发水清洁头皮，并彻底冲洗干净，确保头皮上没有任何残留物。

保持头皮干燥：使用吹风机将头发完全吹干，避免头部长时间处于潮湿状态。

避免分享个人用品：不要与他人共用帽子、梳子、毛巾等个人用品，防止交叉感染。

定期更换枕套和枕巾：定期更换枕套和枕巾可以减少头部接触真菌的机会。

温馨提示：头癣危害严重，一定要去正规医院，采用科学的治疗方法对症治疗。

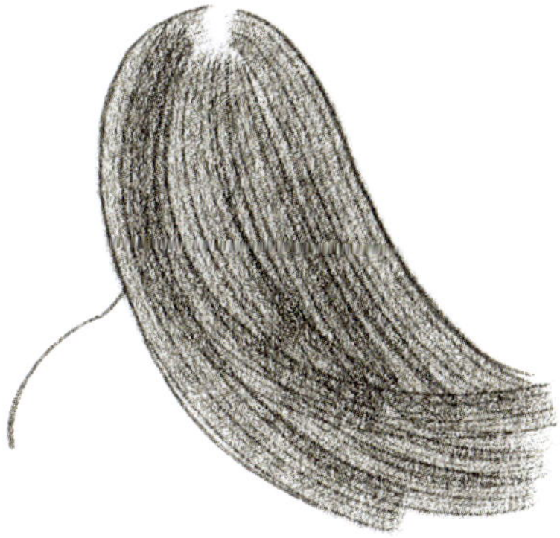

神经性皮炎：通常需采用全身性药物治疗

神经性皮炎是一种与皮肤神经功能障碍相关的慢性皮肤病。多见于青中年人群，具有季节性、复发性等特点。

神经性皮炎按照皮疹分布可分为两类。

类型	好发部位	表现
局限性神经性皮炎	颈部、背部、肘部、腰部、尾骨部、会阴和阴囊等部位	典型皮损为正常肤色或淡红色、褐黄色扁平丘疹，丘疹大小、形状不等，可呈圆形、类圆形或不规则形，表面光滑或有少量鳞屑；多数丘疹密集成片，形成硬币至掌心大小
泛发性神经性皮炎	皮疹分布广泛，可累及眼睑、头皮、躯干、四肢等部位	皮损呈多数苔藓样变，皮损及其周围常见抓痕或血痂

皮肤科医生有话说

神经性皮炎的病因

目前病因尚不明确，主要认为可能与以下几点有关：

1. 精神过度紧张，睡眠障碍等；
2. 胃肠道功能障碍，内分泌系统功能异常；
3. 长期酗酒，抽烟，吃辛辣、刺激性食物等；
4. 皮肤受到局部刺激摩擦，过度清洗，昆虫叮咬，阳光照射等。

神经性皮炎如何治疗

可以通过日常护理、药物治疗、其他治疗等方式进行改善。

日常护理

如果症状不是特别严重，可以不用药，但平时要做好皮肤护理，注意个人卫生，避免使用刺激性的皮肤护理产品，不要用手抓挠，以免加重症状。

药物治疗

如果出现剧烈瘙痒症状，可以在医生指导下服用抗组胺药物，比如氯雷他定片、盐酸左西替利嗪片等，能够缓解瘙痒。

其他治疗

如果采取药物治疗后症状并没有得到改善，可以采取光疗，主要是利用特定波长的紫外线照射局部皮肤，帮助改善症状。

皮肤科医生的建议，这样好得快

俗话说“三分治疗，七分护理”，对神经性皮炎患者来说，做好日常护理及预防尤为重要。

摩擦和搔抓会加重病情，尽量避免摩擦和搔抓皮损部位有助于控制病情。如果实在觉得痒，可以用手指轻轻拍打或用棉签点按皮肤来缓解。

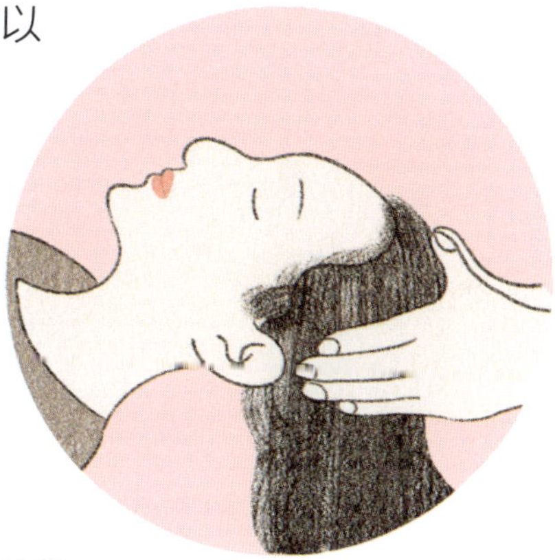

日常尽量穿宽松的棉质衣物，减少衣物与皮肤的摩擦。

用温水洗澡，每日一次，每次 3~5 分钟为宜，不要用太烫的水。

在选择洗护产品时，尽量选择弱酸性的中药药浴乳。

一定要做好皮肤保湿，沐浴后立刻涂抹润肤乳。

保持良好的心态，避免精神压力过大及情绪紧张。

五种自然疗法，让你彻底摆脱头屑

椰子油按摩，纯天然养护头皮

椰子油是一种天然的植物油，是将椰子肉搅碎提取其油脂制成。

椰子油护发的原理

首先，椰子油的天然抗氧化性可以保护头发免受自由基的伤害，预防头发干燥、断裂。

其次，椰子油的抗菌消炎作用可以减少头皮炎症，改善头屑问题。

最后，椰子油可以为头发提供充足的营养，使头发更加健康、有光泽。

椰子油护发的具体步骤

1. 将椰子油涂在指腹上，然后轻轻按摩头皮，促进吸收和血液循环，有助于头发生长。

2. 将椰子油轻轻涂抹在发梢，然后用热毛巾包裹头发几分钟，让椰子油更好地被头发吸收。

敲黑板

使用椰子油护发注意事项

- 首先，不要用含有添加剂或防腐剂的椰子油，否则会对头发产生不良影响。
- 其次，如果在使用其他护发产品时出现过过敏反应，在使用椰子油前需进行皮肤测试。
- 最后，虽然椰子油对头发有很多好处，但过量使用可能导致头发油腻。所以，注意适量使用。

三伏天用芦荟按摩头皮，远离头皮瘙痒

芦荟富含多种维生素、矿物质及多糖成分，具有较强的保湿、修复与抗炎功效。在头皮护理中使用芦荟能够深层渗透，为头皮提供持久的水分滋养，同时平衡油脂分泌，缓解因高温引起的头皮干燥、紧绷及瘙痒问题。

芦荟补水头疗步骤

头皮清洁	选用温和无刺激的洗发水，彻底清洁头皮与发丝，去除油脂与污垢，为后续护理打开通道
头皮按摩	使用指腹轻轻按摩头皮，促进血液循环，帮助放松紧张的头皮肌肉
芦荟精华导入	将新鲜芦荟叶去皮，取出透明凝胶，或选用高品质的芦荟原液产品，均匀涂抹在头皮上
深层滋养	停留 5~10 分钟后，用指腹轻轻按摩头皮，促进吸收
冲洗与吹干	用温水轻轻冲洗掉头皮上的残留物，避免用力抓挠。之后，用毛巾吸干水分，自然风干或使用低温吹风机吹干头发，以减少热损伤

注意事项

个别人群可能会对芦荟过敏，建议使用前先在手背或耳后做小范围皮肤测试。

三伏天虽热，但要避免频繁洗头，以免破坏头皮的水油平衡，建议每2~3 天洗一次头即可。

用盐水洗头，止痒、控油、去头屑

头屑的产生大都是由于真菌感染引起，用盐水洗头可以起到杀菌的作用，从而达到去屑效果。（注：并非所有的头屑都是由真菌引起，有些头屑是因为营养不良或对化学产品过敏而产生，盐水洗头对于这些原因导致的头屑是没有效果的。）

此外，盐水洗头还可以抑制油脂分泌，减少出油。

如何正确使用盐水洗头

用温盐水	将一勺食盐溶解在一盆温水中，搅拌均匀。水温不宜过高，以免刺激头皮
按摩头皮	洗头时，用指腹轻轻按摩头皮，促进血液循环，有助于盐水更好地发挥作用
冲洗干净	洗发后，务必将盐水冲洗干净，以免盐分残留，导致头皮干燥
频率适中	建议每周使用盐水洗头1~2次即可，过于频繁可能会导致头皮干燥

敲黑板

使用盐水洗头时，应注意以下几点

- 建议头皮敏感的人群在使用盐水洗头前，先进行局部试验，确认无不适反应后再洗。
- 对于轻度头屑患者，盐水洗头可能会有较好的效果；对于重度头屑患者，可能需要针对原因配合其他治疗才能达到理想的效果。

白醋洗头，可以有效去除头屑

白醋有一定的杀菌消毒作用，用稀释后的白醋洗头能使头发变得更加柔顺。

用白醋洗头有什么好处

预防毛囊炎	白醋洗头可以杀灭头皮中的卵圆形糠秕孢子菌，从而达到止痒、杀菌的功效，在一定程度上预防毛囊炎的发生
防止脱发	白醋对皮肤有柔和的刺激作用，可扩张皮肤毛细血管，改善血液循环，对预防脱发有一定的辅助作用
促进头发生长	头皮环境是偏弱酸性的，而醋中含有醋酸，是一种天然的酸性溶液。用醋来清洗头发，可以有效改善头皮环境，有利于毛发生长，也能让头发更加柔顺

白醋洗头的正确用法

1. 用洗发水洗头后，准备一盆温水，加入适量白醋，混匀。

2. 用醋水直接清洗头发 5~6 分钟，清洗后等待 15~20 分钟，再用清水冲洗干净即可。

3. 还可以将少量洗发水与几滴白醋混合使用，进行二次清洗。洗干净头发后，用吹风机吹干即可。

注：醋的浓度不能太高，否则容易刺激头皮，白醋与水的比例在 1：10 至 1：20 较为合适。如头皮本身有破损、炎症等，最好不要用白醋洗头，以免加重症状。

敲黑板

醋水的用量和比例是有讲究的

- 一般情况下，1000 毫升的清水中加入 100 毫升的白醋，即白醋与清水的比例为 1：10。也可以 600 毫升的清水中加入 30 毫升的白醋，即白醋与清水的比例为 1：20。
- 在头皮情况比较严重的状态下，白醋的使用量可以适当增多，但一定不能超过 1：1。白醋浓度过高，会适得其反，加重头屑、头痒等症状。

生姜水洗头，有效减少头屑的生成

有研究发现，生姜的汁液具有抗炎和抗氧化作用。从中医角度来说，生姜是温性的，用它洗头有助于促进头部血液循环，达到消炎、止痒、去屑等多种功效。

姜水洗头有哪些功效

1 能促进头皮血液循环，帮助头发生长，改善肾虚型脱发

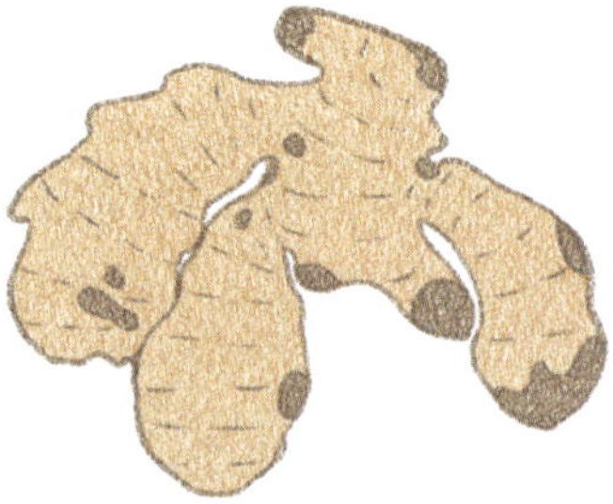

3 具有抗炎作用，预防头皮炎症

2 清除头皮上堆积的油脂，改善头皮环境

姜水洗头的正确步骤

烧生姜水	将150～200克生姜切片，加水烧开，煮出浓浓的生姜水。也可以用榨汁机直接将生姜榨汁，然后加入适量的水，以1：10至1：15的比例为宜。例如若榨出100毫升姜汁，可加入1000～1500毫升水
按摩头部	将头发和头皮浸泡在生姜水中，同时用手指按摩头皮，身心放松，洗到觉得头皮发热即可
清洗头部	把姜水浇到头发上，让它渗入到头发里面，然后用手进行按摩，5分钟后用清水洗净即可
自然干燥	生姜水洗发，用清水漂洗后不要上护发素，直接让头发自然晾干即可

第三章

改善头皮出油，头发不塌、蓬松、更有型

为什么头皮容易出油、有异味

头皮是人体的产油“设备”

头皮上的皮脂腺数量很多。按每平方厘米计算，四肢的皮脂腺只有 8 个，而头皮的皮脂腺高达 400～900 个。因此，头皮比身体其他部位的皮肤更易出油。

适当的油脂对头皮和头发是有好处的

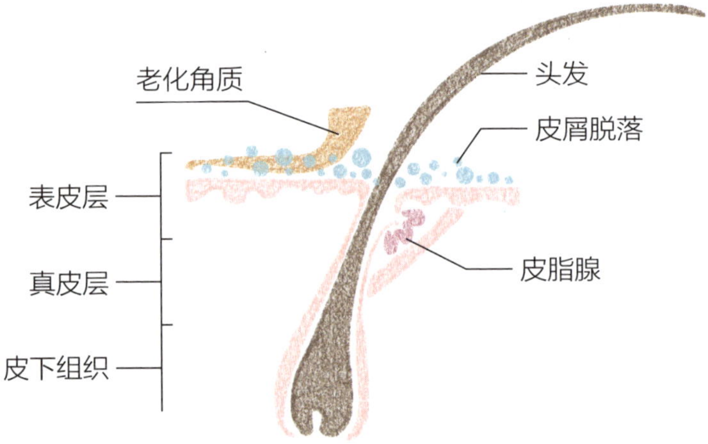

皮脂腺——人体的附属器官

皮脂腺在正常的情况下，可以分泌油脂，滋润毛囊、头皮以保护头发。但如果油脂分泌过多，就会堵塞毛囊，同时油脂还是各种真菌的温床，会破坏头皮微生态平衡，引发炎症和头屑，甚至导致脱发。

如果油脂分泌过少，毛囊和头皮缺乏油脂滋润，容易出现角化现象，毛乳头会萎缩，导致发根变细而掉发。

头皮出油过多的危害

危害 1 寄生菌过度繁殖，刺激头皮

头皮养着一种微生物——马拉色菌，它是一种嗜脂性真菌。油脂分泌过多，马拉色菌会大量繁殖，引发毛囊炎、脂溢性皮炎等皮肤问题，使头皮出现潮红、瘙痒的情况，还会加速角质层的代谢，形成块状的头屑。

危害 2 导致瘙痒，影响睡眠

脂溢性皮炎引起的瘙痒会严重影响睡眠及其他日常生活。

危害 3 脱发危机

脂溢性皮炎如果长期没有得到控制，会使大量溢出的皮脂聚集在皮肤和毛囊表面，很容易引发细菌的二次感染，导致毛囊被破坏，出现斑秃或大面积脱发。

快来自查！一些习惯正在给头皮“加油”

过度清洁导致油脂失衡	当过度清洁头发时，皮脂腺会受到刺激，认为头皮的油脂分泌不足，于是通过加速分泌油脂来弥补。这样一来，头发会变得更加油腻
洗发水选择不当	市场上的洗发水种类繁多，有些洗发水含有过多的化学成分，这些成分可能会破坏头皮的油脂平衡，导致头发变得油腻
护发产品使用不当	护发素、发膜等护发产品虽然能够让头发更加柔顺、光滑，但如果使用不当，也可能成为头发油腻的原因
生活习惯影响	生活习惯也会对头发的油腻程度产生影响。比如，饮食过于油腻、辛辣，或者经常熬夜、压力过大等，都可能导致头皮油脂分泌过多

如何破解“越油越洗、越洗越油”的魔咒

皮脂腺分泌有一种代偿机制，过度清洁可能引发皮脂分泌代偿性增加，引发皮肤问题。

头发越洗越油，原因找到了

天然油脂流失	过度清洁，尤其是使用刺激性强的洗发水或频繁清洗，会带走皮肤的天然油脂，导致皮肤干燥、脱水、皮肤屏障受损或过早衰老
破坏皮肤的酸碱平衡	皮肤的 pH 值呈弱酸性，有助于抵御有害细菌，pH 值较高的洗发水或频繁清洗会破坏这种天然的酸碱平衡，使皮肤容易发炎、变得敏感
皮肤屏障受损	皮肤屏障就像一个保护罩，可以防止水分流失，保护皮肤免受环境侵害。过度清洁、使用去角质产品或用力擦洗可能导致皮肤屏障受损，使刺激物和过敏原更容易入侵，引发炎症反应

清除有益微生物群	皮肤表面有一个天然微生物群，过度清洁会清除有益菌和有害菌，导致皮肤微生物群失衡，增加皮肤的敏感性和皮肤问题的易感率

维持头皮“水油平衡”的小技巧

清洁：建议 2～3 天洗一次头，出油多的男士可以每天用清水清洗，不建议每次都用强效的洗发产品，以免皮脂分泌代偿性增加。对于皮肤非常敏感或干燥的人来说，建议主要使用清水冲洗，偶尔使用清洁产品。

保湿：可以选择无油或清爽型保湿产品。干性皮肤建议选择含凡士林或植物油等油脂成分的霜剂，此类油脂成分封包效果更佳。

饮食：富含维生素和抗氧化剂、营养均衡的饮食可以促进皮肤健康。另外，需要避免食用过多油腻、油炸及高糖食品。

压力管理：压力会影响内分泌水平和皮脂分泌，保持规律的作息、适量运动，通过业余爱好为自己减压、减负，有助于保持皮肤健康。

除了保持清洁，还有这两种办法可摆脱油头重味困扰

1 更换洗发水

一旦发现头皮出油变多，可以更换洗发水。使用洗涤力强的洗发水可以去除皮脂污垢，但也必须小心，它可能也会去除头皮上必需的皮脂。建议使用对头皮友好的洗发水，如氨基酸洗发水和无硅油类洗发水。

2 经常更换枕套

头皮经常出油的人更要注意头部卫生。定期更换枕套不仅可以保持头发清洁减少出油，还有益于睡眠，改善生活作息。

头皮出油、瘙痒、长痘痘？警惕头皮毛囊炎

如果你的头皮爱出油、长痘痘，头皮痒，掉发多，一到换季情况变得更严重，可能是毛囊炎的征兆。

为什么会出现头皮毛囊炎

导致头皮毛囊炎的原因有很多，比如烫染头发时一些含化学成分的产品导致头皮过敏，或者是螨虫和细菌感染，还可能是情绪压力引起。一般来说，油性皮肤的人更容易出现头皮毛囊炎。

以下 4 个因素，会让头皮毛囊炎的发生率大大增加。

1 高糖饮食

长期高糖饮食，很容易导致体内血糖升高，促使胰岛素分泌，胰岛素水平升高会直接或间接引起头皮毛囊堵塞和毛囊炎。

2 细菌感染

如果平时不注意头皮卫生和头发清洁，比如不勤换枕套，就容易滋生细菌。此时如果头皮有伤疤或者免疫力降低，就容易被病原性细菌感染，引发头皮毛囊炎等疾病。

3 雄激素分泌增多

如果人体内分泌失调，雄激素分泌增多，就会刺激毛囊口角质形成细胞，这些角质细胞会堵住毛囊，诱发毛囊炎。

4 闷热环境

长期处于高温、多汗的环境，也容易诱发毛囊炎。

头皮毛囊炎了，该怎么办

避免护发产品堵塞毛孔

平时在洗头时尽量用流动的清水。洗发水要在手中起泡后涂在头皮和发根部分进行深层清洁，精华液、护发素仅在发梢部分使用且一定要冲洗干净。这样可以减少毛囊炎的发生。

此外，太油腻的护发产品可能会堵塞毛孔，加重毛囊炎，建议不要使用。

温水清洗头发

毛囊炎患者如果用热水洗头，可能会加重毛囊炎，导致更严重的头皮问题。因此洗头时要用 38℃左右的温水。

避免错误的洗发方式

在日常的洗护过程中，有些人喜欢用指甲进行抓洗，这样很容易损伤头皮和毛囊，还容易引发头皮感染。

洗头发的时候，最好用指腹接触头皮，并顺着头发生长的方向反复揉搓，这样既可以清洗干净，也不会伤害头皮。

造型产品慎用

毛囊炎期间不要使用造型产品，也尽量少用头皮精华液或者生发液，避免进一步刺激头皮。

皮肤科医生有话说

饮食要忌口

患有毛囊炎的人切记，辛辣、油腻、刺激性食物千万不能吃，甜食如巧克力等也不能食用。也不可以饮酒。要多吃蔬果以补充对头皮、头发有益的营养素，同时还可调节肠道菌群，利于排便。

此外，苦瓜、菊花茶、绿豆汤等具有不错的降火效果，患病期间可以食用。

头皮爱出油，
到底是身体哪里出现问题了

头顶头发扁塌、四肢无力，可能是体内湿气重的征兆

如果你发现自己四肢无力，头皮总是发痒、出油特别快，头顶头发扁塌、发梢干枯，梳头时常掉一大把头发……那就要注意了，你可能是湿气重。

4 个征兆，判断身体内是否有湿气

征兆 1 头发油、爱脱发

头皮爱出油是体内湿气重的一个征兆。因为湿气导致脾虚，会使皮肤毛孔变大，容易出油。

征兆 2 大便黏稠、不成形

大便特别黏稠、不成形状，排便时感觉不通畅，都是湿气重的表现。如果你分辨不出大便的形态，可以看马桶是否总是冲不干净，如果是，则证明有湿气。

征兆 3 四肢无力、容易困倦

中医里讲“湿重如裹”，有些人明明身强体壮，就是感觉使不上劲、容易困倦、注意力难以集中，感觉被什么束缚着一样，精神状态差。这就是湿气重的表现。

征兆 4 洗头时掉发量多，身体虚胖

寒湿体质的人往往脱发较多，身体虚胖。虚胖是因为体内有湿，水液不能随气血流动，滞留在细胞之间，使人看起来有点肿。

湿气内蕴为“油腻”的主要原因

头部和面部出油大多为湿气内蕴所致，从中医角度可分为虚实两种。

虚者，平素脾胃虚弱，运化不好，导致水液代谢不畅，郁久化成湿气。

实者，饮食不节，过食辛辣、生冷、寒凉、肥甘厚腻的食物，加之运动减少，食积不化导致湿热内生。

从环境的角度，长期生活在潮湿地区或在潮湿季节，外界“湿气”易侵入皮肤，深入体内。湿邪易伤脾阳，导致脾气不能正常运化而气机不畅，加之长期处在湿气偏盛的环境中，久而久之形成湿性体质，多表现为面部出油增多、易生痤疮和湿疹、体形偏胖、精神不振、脾气急躁、口中黏腻、食欲不振、腹胀、大便黏腻、小便色黄有异味等。

除湿药膳+穴位按摩，头发清新不“油腻”

每个人易出油的部位有所不同，有些人鼻头及鼻翼易出油，有些人两侧脸颊易出油，有些人前额易出油。在中医理论中，面部各区域与人体脏腑相对应，从面部的主要出油部位及伴随症状，可判断湿气侵袭的具体脏腑，从而进行相应的养生调理。

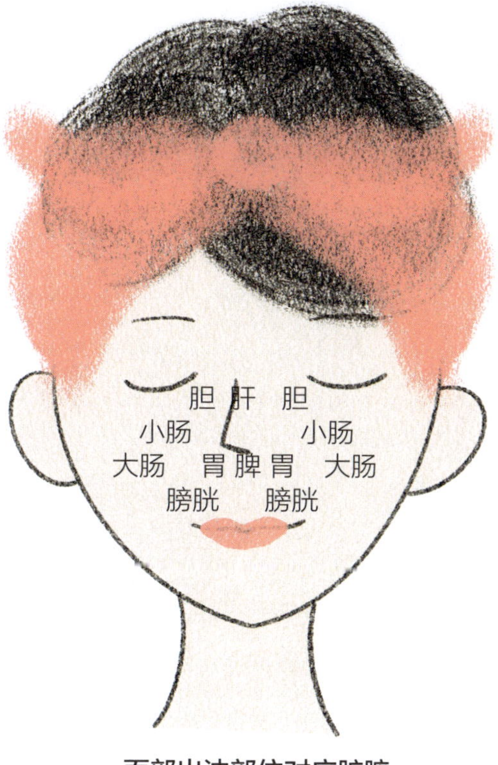

面部出油部位对应脏腑

肝胆湿热

这类人群的主要出油部位在两眉间稍下，鼻梁及其两侧，常伴有肝区不适甚至胀痛、乏力、口苦、食欲差、恶心、脾气急躁等症状，严重者可出现皮肤、面目微微发黄。

推荐药膳 1 荠菜鸡蛋汤

材料 荠菜 250 克，鲜鸡蛋 1 个。

调料 盐适量。

做法

1 将荠菜洗净、切段，鸡蛋打匀。

2 荠菜加清水煮成汤，倒入鸡蛋液，加盐调味。

Tips 温热时佐餐食用。感冒发热者不宜食用。

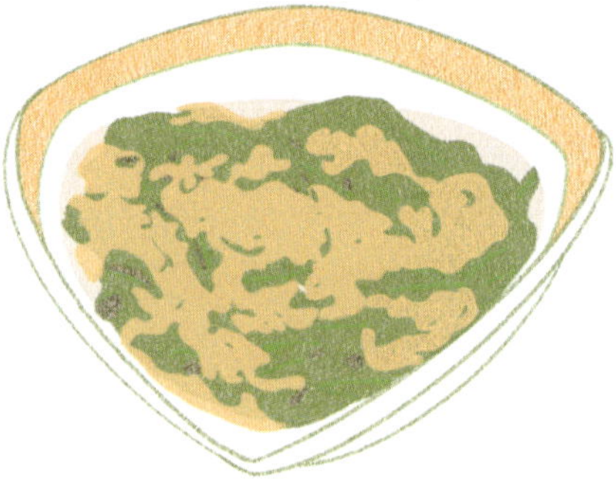

推荐药膳 2 菊花绿茶饮

材料 菊花、槐花、绿茶各 3 克。

做法

1 菊花、槐花、绿茶洗去浮尘，放入杯中。

2 杯中冲入沸水，盖盖闷泡 5~10 分钟，代茶饮用。

Tips 此茶饮较为寒凉，脾胃虚弱者慎用。

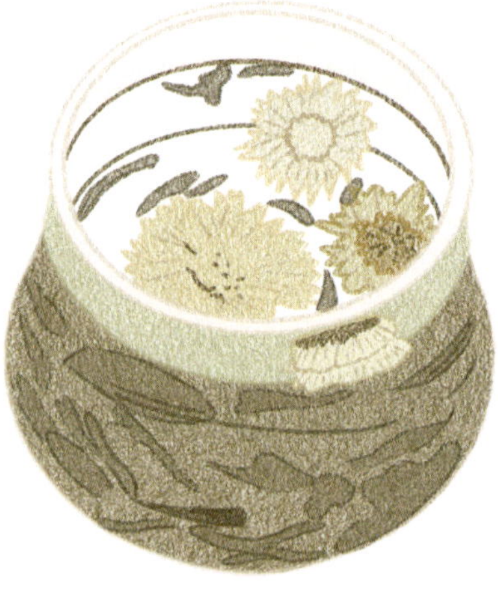

肠道湿热

这类人群的主要出油部位在面颊，常伴有口干、口渴、腹痛、腹泻、里急后重（便意频繁但排便不畅）、肛门灼热、便后不爽、大便脓血或色黄而臭、小便短赤、舌苔黄腻等症状。

推荐药膳 鱼腥草饮

材料 新鲜鱼腥草 250~1000 克或干鱼腥草 30~60 克。

做法

1 鱼腥草洗去浮尘。

2 新鲜鱼腥草捣汁，用温开水冲服；或干鱼腥草用水浸泡 2 小时后煮沸，去渣饮用。

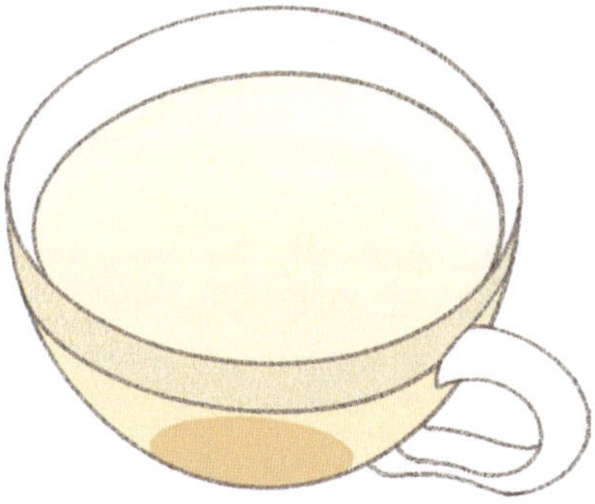

膀胱湿热

这类人群的主要出油部位在鼻尖以下人中部位，常伴有尿频尿急、尿灼痛、尿短少、小腹胀闷、舌苔黄腻等症状。

推荐药膳 蒲公英绿豆汤

材料 鲜蒲公英 60 克，绿豆 50 克。

调料 白糖适量。

做法

1 将蒲公英洗净切碎；绿豆淘洗干净，备用。

2 锅内加水适量，放入蒲公英，大火烧沸，改用小火煮 10~15 分钟，去渣留汁，加入绿豆煮至熟烂，调入白糖即可。

用法 每日 1 剂，分 2 次服下，连服 3~5 天。

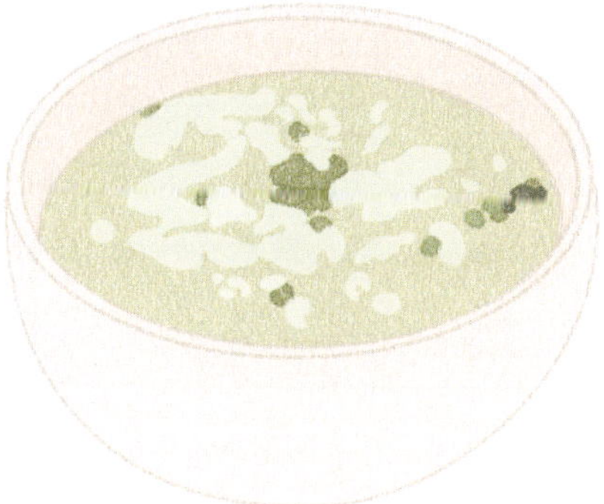

脾胃湿热

这类人群的主要出油部位在鼻头及鼻翼，常伴有口气重、胃脘不适、恶心厌食、大便黏腻、舌苔黄腻等症状。

推荐药膳 薏米粥

材料 薏米、大米各 60 克。

调料 盐、香油各适量。

做法

1 薏米、大米淘洗干净，一同放入锅中，加水适量，共煮为粥。

2 粥熟后，调入盐、香油即可。

Tips 便秘者及孕妇慎用此粥。

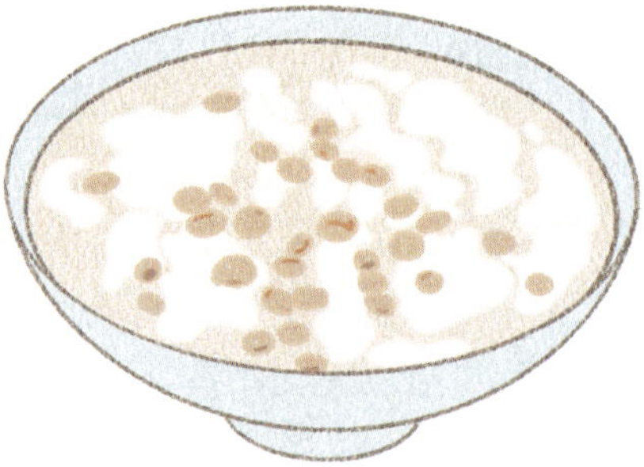

脾虚湿困

这类人群表现为面部、头皮出油，常伴有头痛、头晕、浑身乏力、爱睡觉、睡觉时流口水、耳内潮湿、大便黏腻不爽等症状。

推荐药膳 红豆鲤鱼汤

材料 取红豆 100 克，鲤鱼 1 条。

调料 生姜 1 片，盐、料酒各适量。

做法

1 将红豆洗净，加水浸泡半小时；鲤鱼留鳞，去内脏，洗净。

2 起油锅，将鲤鱼煎至两面金黄；加适量清水，放入红豆、生姜、料酒，先大火煮沸，改小火焖至红豆熟，调入盐即可。

Tips 每周可食用 3 次。

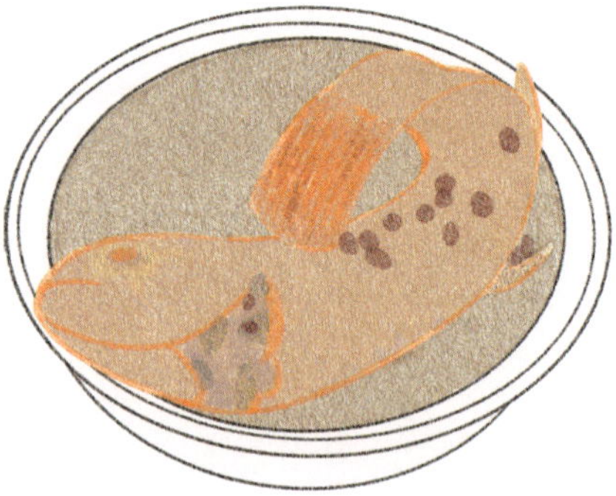

艾灸穴位，从内祛湿、调养头皮

艾灸是传统中医常用的一种治疗疾病的方法，特别适合温补阳气、祛湿。

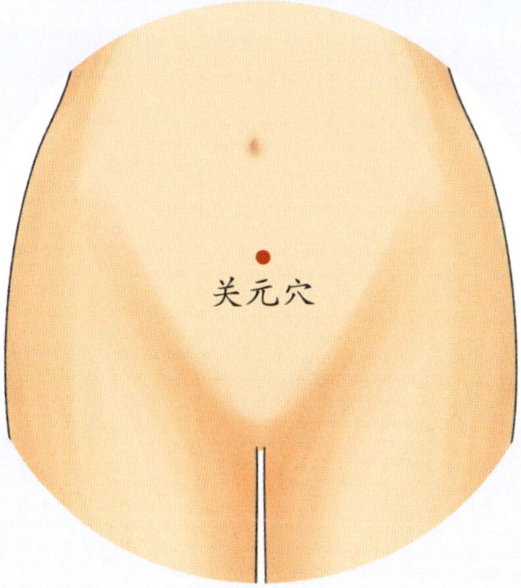

关元穴

取穴： 位于前正中线上，脐下3寸。为养生保健的要穴。

方法： 用艾条灸10~15分钟或艾灸罐灸20~30分钟。

功效： 长期施灸有培元固本、祛湿等功效。

命门穴

取穴： 位于后背第2腰椎棘突下凹陷中，后正中线上。

方法： 用艾条灸10~15分钟或艾灸仪灸疗30分钟。

功效： 长期施灸有温肾益阳、祛湿等功效。

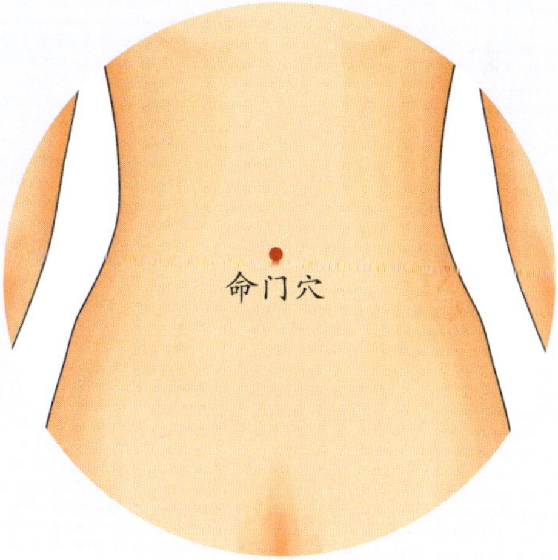

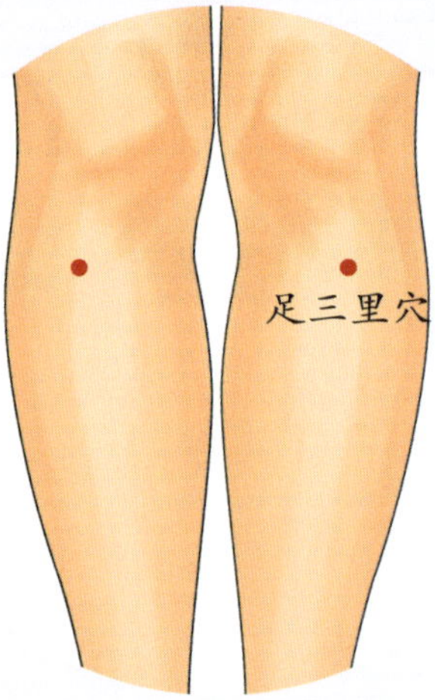

足三里穴

取穴：位于小腿外侧，外膝眼下3寸，胫骨外侧约一横指处。

方法：用艾条灸10~15分钟或艾灸仪灸30分钟。

功效：能健脾和胃，调畅气机。

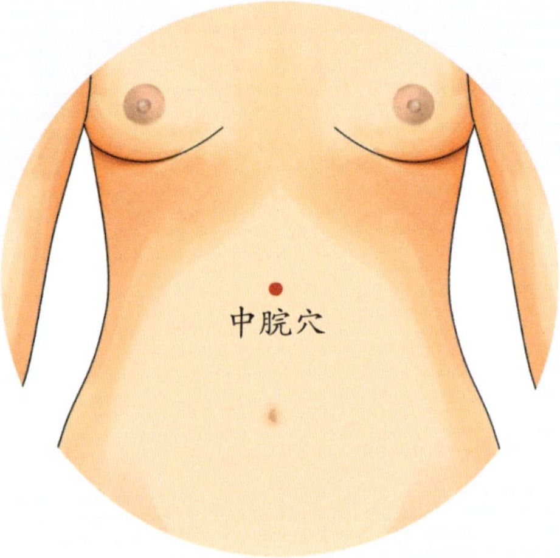

中脘穴

取穴：位于上腹部，前正中线上，脐上4寸处。

方法：用艾条灸10~15分钟或艾灸仪灸30分钟。

功效：能健脾和胃、通腑降气，有助于湿气排出。

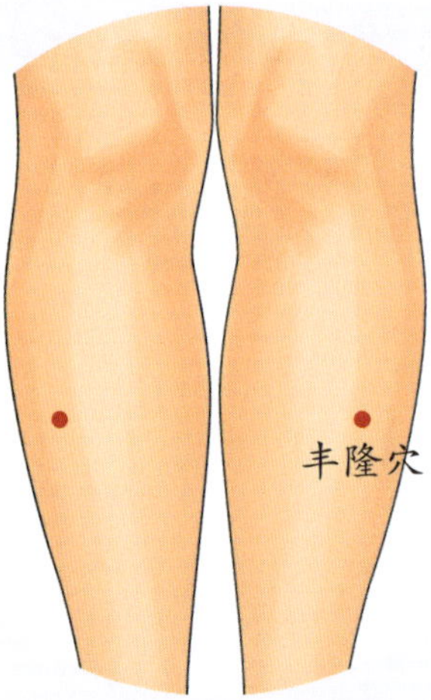

丰隆穴

取穴：位于小腿外侧，外踝尖上8寸，肌肉隆起处。

方法：用艾灸仪灸30分钟。

功效：能祛湿化痰，降逆和胃。

头皮出油、还口苦口臭？说明你肝火太旺盛了

中医用“火”来形容身体内的某些热性症状，常说的“上火”，就是人体阴阳失衡后出现的热症。

身体有这 5 个表现，说明肝火太旺盛

表现 1　眼睛红肿

肝开窍于目，所以肝火旺盛的患者多有目赤、目涩、视物不清的表现。

表现 2　口苦、口臭

肝火旺会有口干舌燥、口苦、口臭、眼干、睡眠不稳定、身体闷热、舌苔增厚等表现。特别是早上起床的时候，嘴巴会有苦味。

表现 3　失眠

因为肝藏魂，肝火旺则魂不守舍，夜卧不宁，易惊。所以肝火旺会导致失眠。

表现 4　月经不调

女性可见月经提前或延迟，量少有血块，甚至闭经等症状。

表现 5　长色斑

肝火旺盛会影响皮肤的新陈代谢，使面部出现色斑。

哪些人容易肝火旺盛

好辛辣油腻者

常吃辛辣油腻等食物会加重肝脏的负担，加之辛辣食物多温热，故易导致肝火旺盛。

情绪易怒者

常生气，易暴怒等会引起肝火上亢。

长期熬夜者

长期熬夜会影响肝脏排毒，进而导致肝火上亢。而肝火旺盛，又会导致入睡困难，很容易陷入恶性循环。

肝火旺：实火、虚火要分清

判断实火和虚火，可以看五个方面。

看病程	发病急，病程短的多属于实火；发病缓，病程长的多属于虚火
看小便	小便颜色黄、气味重是实火，小便颜色淡是虚火
看大便	大便干结多为实火，大便稀软或腹泻多为虚火
看舌头	舌质红、舌苔厚黄的为实火，舌质红或者淡红、舌苔薄的为虚火
看发热	发热温度高、全身燥热、口渴喜饮，多是实火；发热温度相对较低、身体忽冷忽热、不想喝水，多为虚火（并非所有上火的人都会出现发热的症状，此时可参照其他方面判断）

1 引起实火的原因

主要是外在环境因素导致，如风、寒、暑、湿、燥、火是自然界中六种不同的气候变化，正常情况下生活在这个环境中不会生病，但气候变化异常或人体正气不足的时候，“六气”就成了伤人致病的邪气，这时候“火”就是致病因素的“外火”。

2 引起虚火的原因

主要是脏腑功能失调，导致人体阴阳失衡，阴虚引起的内热。

另外，临床上还会有虚实夹杂的情况，这需要由专业医生判断。

实火

常见症状为口干口渴、喜欢喝冷饮，常常有便秘、口臭、脚臭，甚至脸颊两侧与面部三角区会长粉刺。

推荐药膳 1 决明子粥

材料 决明子10~15克，大米50克。

做法

1 先把决明子放入锅内炒至微有香气，取出。

2 炒后的决明子冷却后加水煎汁，去渣留汤，放入大米煮至粥熟即可。

功效 清肝，明目，通便。

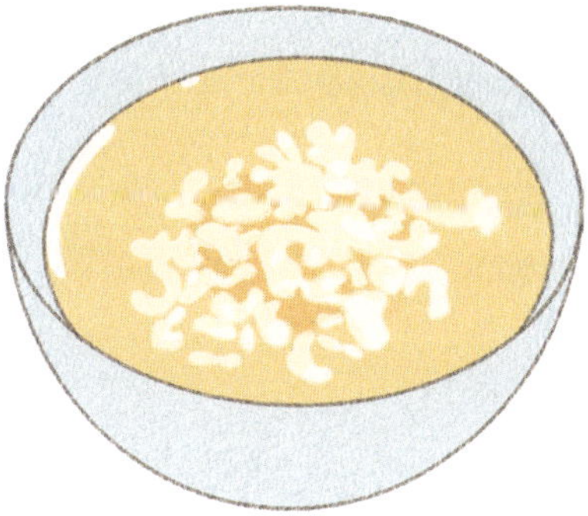

推荐药膳 2 **菊楂决明饮**

材料 菊花 10 克，生山楂片、决明子各 15 克。

做法 将决明子打碎，同菊花、生山楂片煎汤。代茶饮，可酌情加白糖。

功效 疏风散热平肝，润肠通便。

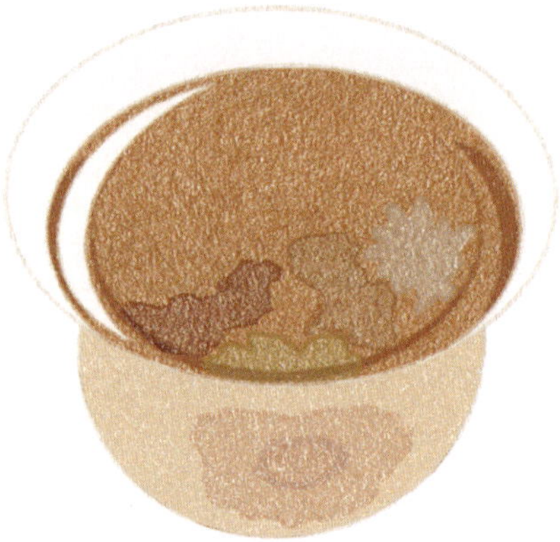

虚火

常见症状为经常性的口腔溃疡、潮热、盗汗、嘴唇干燥起皮、牙龈出血，甚至还会有眩晕和耳鸣等症状。

推荐药膳 1 **百合粥**

材料 鲜百合 50 克，大米 100 克。

做法 先将大米加水煮粥，将熟时放入百合，煮熟即可。

功效 清心安神。

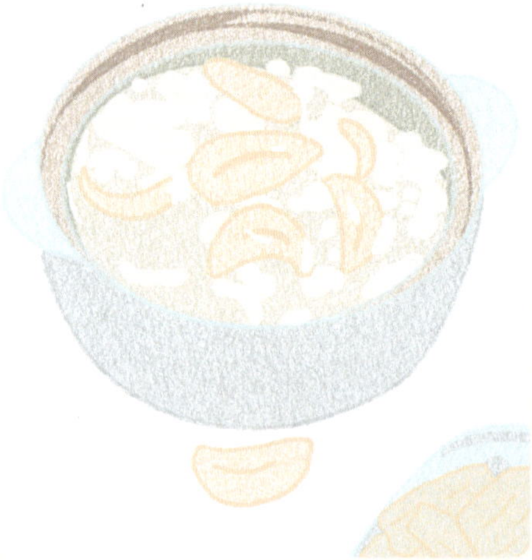

推荐药膳 2 地黄粥

材料 生地黄汁约 50 毫升（或用干地黄 60 克煎汤取汁），大米 60 克，生姜 2 片。

做法

1 先用大米加水煮粥。

2 煮沸后加入地黄汁和生姜片，煮成稀粥食用即可。

功效 清热生津，凉血止血。

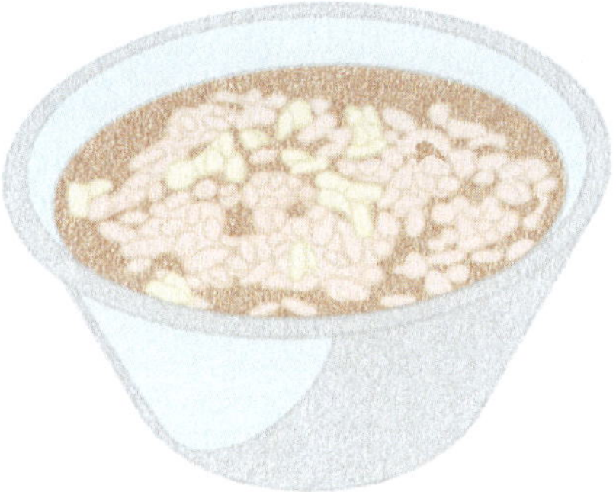

推荐药膳 3 菠菜猪肝汤

材料 菠菜 200 克，枸杞子 20 克，猪肝 250 克。

调料 盐少许。

做法

1 菠菜用清水洗净，猪肝洗净切片。菠菜和猪肝分别放入沸水中焯水后捞出沥干。

2 所有材料入锅中，加水，大火烧开后转小火煮 10 分钟左右，撒枸杞子略煮，加盐调味即可。

功效 滋阴养血。

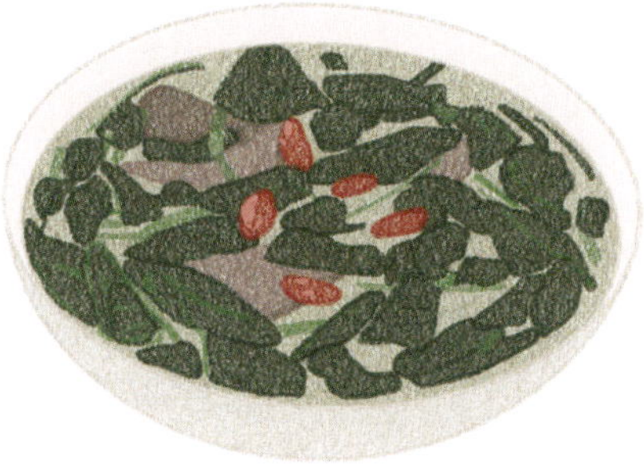

常按 4 个“去火穴”，轻松搞定肝火旺

日常进行穴位按摩，可帮助护肝降火。肝火旺盛的人平时可经常按摩以下 4 个穴位来疏通肝经。

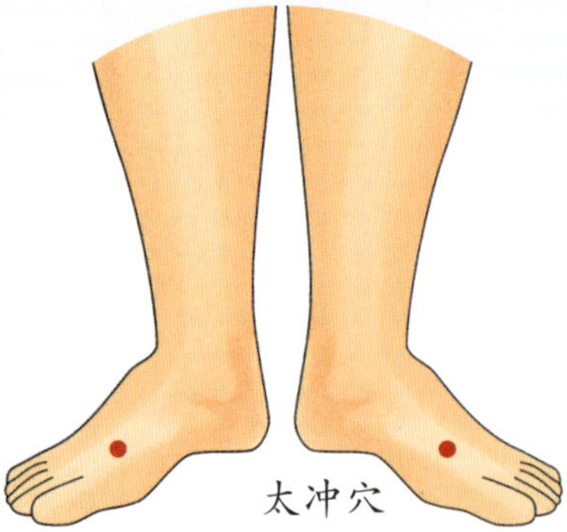

太冲穴

取穴：在脚背，第 1、2 跖骨间，跖骨底结合部前方凹陷中。

方法：以大拇指或者食指的指腹按摩 5~10 分钟即可。也可用棉签来代替指腹。

功效：平肝息风，清热利湿。

合谷穴

取穴：在手背，第 1、2 掌骨间，第 2 掌骨桡侧的中点处。

方法：一手拇指指尖点按在另一手的合谷穴处，适当用力揉动，直至有酸胀感，持续约 3 分钟，换另一侧操作。

功效：调和气血，舒缓情绪。

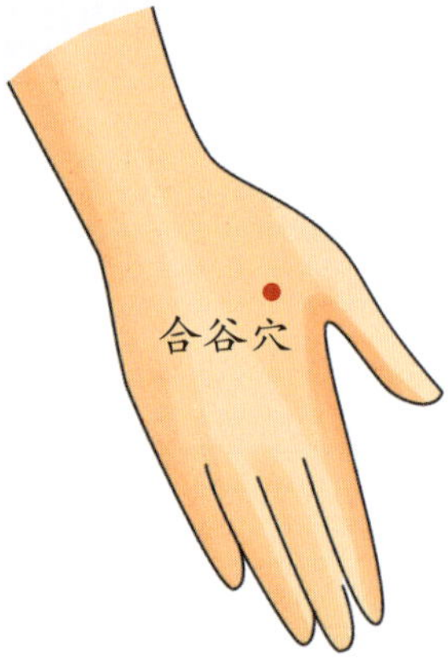

行间穴

取穴： 在足背，第 1、2 趾间，趾蹼缘后方赤白肉际处。

方法： 用大拇指指尖按压行间穴 5 秒钟，压到有酸感后，休息 5 秒钟再按压，一共 20 次。

功效： 清肝泻火，疏肝理气。

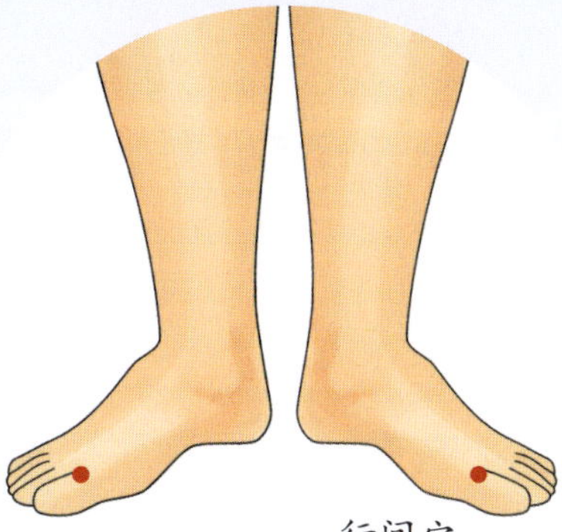

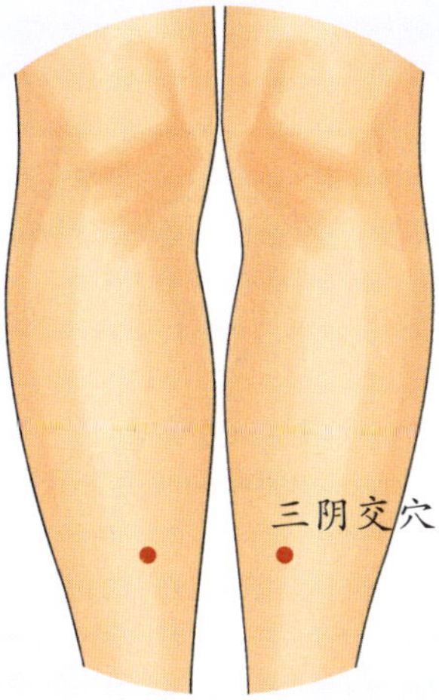

三阴交穴

取穴： 在小腿内侧，内踝尖上 3 寸，胫骨内侧缘后方。

方法： 拇指按压三阴交穴，左右旋按 20 次，然后换另一侧。

功效： 调补肝肾，行气活血。

不同发质洗发水怎么选

无硅油 Vs 含硅油，洗发水究竟怎么选

在购买洗发水时，导购总是把“无硅油的更健康”挂在嘴边，引导我们购买无硅油的洗发产品。铺天盖地的广告宣传，已经让很多人认定硅油是危害头皮及头发健康的罪魁祸首。然而，事实真的是这样吗？

什么是硅油

硅油种类繁多，有聚二甲基硅氧烷（PDMS）、环甲基硅氧烷等。

其中 PDMS，俗名二甲基硅油，是护发产品中最常见的添加成分，它能够附着在发丝之上，形成保护膜，使头发的表面变得更顺滑，显得更有光泽。

Tips

硅油会导致脱发、掉发吗

硅油不会直接导致脱发、掉发。

头皮毛囊的直径非常小，硅油分子较大，很难进入毛囊内部。正常的洗头过程可以将头皮和头发上的污垢、油脂以及硅油等成分清洗掉，不会造成硅油在头皮上的大量残留。但如果洗发频率过低，或使用的洗发水清洁力过强，可能会导致硅油和其他污垢在头皮堆积，影响头皮的正常呼吸和新陈代谢，出现脱发、掉发，这并非硅油直接导致的脱发。

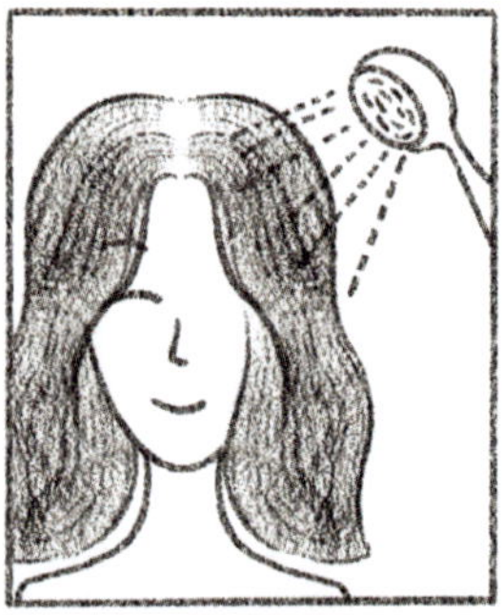

洗发水怎么选择

干性毛糙发质、烫染受损选含硅油洗发水

干性头皮油脂分泌少，不需要强力清洁和控油，可以使用含硅油洗发水。

经常烫染发，或头发毛糙、末梢干枯、无光泽、分叉易断，也可以选择含硅油的洗发水和护发用品，使头发顺滑，易于打理。

油性发质、头发细软、发量少选无硅油洗发水

油性发质需要选择清洁力强和控油的洗发水，建议使用无硅油洗发水。

对于细软发质、发量少的人来说，若使用含硅油洗发水，吹干后头发会扁塌不蓬松。建议使用无硅油的洗发水，洗完头发更蓬松，还显得发量多。

挑选洗护产品时，不可忽视的基本成分

基本成分类别	代表成分	功效	适用发质	护理方法
醋酸类	月桂醇聚醚-3乙酸钠、醋酸氯己定等	弱酸性配方，刺激性小，可改善头发毛糙，使头发光滑柔顺	毛糙、易起静电的发质	• 搭配护发素或发膜，可进一步锁水保湿 • 避免频繁使用高温吹风机，防止水分流失
氨基酸类	月桂酰谷氨酸钠等	弱酸性配方，接近头皮天然pH值，温和清洁，保湿力强，刺激性低	干性发质、敏感头皮或受损发质	• 配合含椰子油、霍霍巴油的护发精油可以修复毛鳞片 • 每周使用1~2次发膜深层滋养

续表

基本成分类别	代表成分	功效	适用发质	护理方法
甜菜碱类	椰油酰胺丙基甜菜碱等	刺激性极低，保湿效果优于氨基酸类，抗静电	敏感肌、头皮易过敏或易打结发质	• 选择无硅油配方 • 搭配含神经酰胺的护发素，可增强修复效果
葡萄糖苷类	十二烷基葡萄糖苷等	提取自植物葡萄糖，对皮肤和眼睛刺激性小，安全性高，保湿	敏感肌，中性或干性的发质	• 常与氨基酸复配增强清洁力 • 单独使用清洁力较弱，油性发质可搭配其他产品使用
蛋白质类	水解胶原蛋白、大豆蛋白等	滋养发丝，修复蛋白质流失导致的发质损伤	烫染后严重受损的发质	• 减少高温造型工具的使用 • 配合含角蛋白的发膜强化修复
硫酸盐类（慎用）	月桂基硫酸钠（SLS）、月月桂醇聚醚硫酸钠（SLES）	清洁力强，成本低，但过度去脂易导致头发干燥、头皮敏感	仅短期用于油性发质（不建议长期使用）	• 搭配温和护发素中和碱性 • 避免频繁使用，每周不超过 2 次
中药成分类	何首乌（乌发）、人参（滋养）、皂角（控油）、薄荷（清凉）等	根据中药药性提供针对性养护，如控油、乌发或滋养	何首乌/黑芝麻适合白发、干性发质 皂角/薄荷适合油性发质	• 根据体质选择合适的产品 • 选择有信誉的品牌，避免劣质提纯产品

头皮控油四个方法，让你清爽每一天

硫黄皂洗头，杀菌、减少头皮出油

硫黄皂的主要成分是硫黄，《神农本草经》中记载了硫黄的功效，可以止痒、解毒等。

硫黄皂虽然具有一定的杀菌、消炎作用，但并不适合所有人使用，也不适合长期使用。

以下人群不建议使用。

肌肤敏感人群	婴幼儿的皮肤娇嫩，容易受到刺激；孕妇的皮肤敏感度较高，使用硫黄皂可能对胎儿造成不良影响
干性肌肤人群	硫黄皂具有去油功效，会使干性肌肤更加干燥，甚至脱皮
老年人	老年人的皮肤皮脂腺分泌功能减退，使用硫黄皂可能会引起皮肤干燥、瘙痒

敲黑板

使用硫黄皂要注意这些

- 在使用硫黄皂之前，可以先在手臂内侧少量涂抹，观察是否会引起过敏反应。
- 使用硫黄皂时，不要让其长时间停留在皮肤上，以免对皮肤造成过度刺激。使用之后，要加强皮肤保湿。如有不适，立即停用。

用硫黄皂洗头的步骤

步骤 1 梳理头发

用梳子把头发彻底梳顺，既可以去除灰尘与脏东西，还能按摩头皮。

步骤 2 打湿头发

用温水将头发完全打湿，注意不要遗留“死角”，这样更有助于清洁起泡。

步骤 3 揉搓泡沫

将硫黄皂打湿，用手充分揉出泡沫，将泡沫涂抹在头皮及发丝上，用指腹按摩头皮，然后快速冲洗干净。如果打一次泡沫没有达到清洗头皮效果，可以再打一次泡沫，确保清洗到头皮。

步骤 4 温水冲洗

用水从发根至发梢快速冲洗，一定要冲干净。

步骤 5 二次洗护

硫黄皂有一定的刺激性味道，可以在第一遍洗头之后再使用洗发水进行二次清洗，因为硫黄皂洗头发会使得发丝变得干燥，所以二次清洗之后可使用护发素养护发丝。

口服 B 族维生素，从内部抑制头皮油脂过度分泌

B 族维生素是对头发很友好的维生素，它不仅能促进头发生长、防止脱发，还能有效减轻头发的油腻。

维生素 B_2、维生素 B_6 对调节油脂分泌有一定作用，有助于减少头皮油脂分泌。但口服 B 族维生素抑制头油的效果因人而异，且需要长期坚持服用才可看到较为明显的效果。

日常补充 B 族维生素最简单有效的方法是直接吃 B 族维生素片，或者多吃粗杂粮。

科学选择 B 族维生素补剂

在选择 B 族维生素补剂时，需要考虑以下因素。

品质	选择信誉良好的品牌，确保补剂的质量和纯度
形式	选择种类齐全的 B 族维生素制剂，能够更好地发挥 B 族维生素之间的协同效应
添加物	避免选择有大量人工添加剂、填充剂或色素的产品，尽量选择纯天然（动植物提取，非化学合成）、无添加的补剂
剂量	不同人群对 B 族维生素的需求量不同，因此应根据个人的需求和健康状况选择适当的剂量。建议在医生或营养师的建议下确定补剂量

淘米水洗发，控油又蓬松清爽

为什么淘米水洗发可以控油

淘米水中富含 B 族维生素、淀粉、矿物质等营养物质，这些成分可促进头皮血液循环，增强头皮新陈代谢，使头皮油脂分泌处于正常状态，从而达到控油效果。同时，淘米水呈弱酸性，能调节头皮 pH 值，营造不利于油脂分泌的环境。

如何用淘米水洗发

1. 收集淘米水：用适量清水淘米，将第一次淘米水倒掉，收集第二次及以后的淘米水，因为后续的淘米水相对更干净且营养成分丰富。

2. 沉淀过滤：把收集的淘米水倒入容器中，静置沉淀一段时间，让杂质沉淀到底部，然后将上层清液倒入另一个容器，再用纱布或滤网过滤，进一步去除杂质。

3. 发酵淘米水：将过滤后的淘米水密封好，放置在温暖的地方发酵。夏季发酵 1~2 天，冬季需 3~5 天，当淘米水有轻微酸味，表面有少量白沫，颜色微微发黄时，表明发酵完成。

4. 稀释淘米水：将发酵好的淘米水和温水以 1：2 的比例混合稀释。

5. 开始洗发：用稀释后的淘米水浸湿头发，轻轻按摩头皮 3~5 分钟，让淘米水充分接触头皮和头发，然后用清水冲洗干净。若觉得头发不够干净，可再用少量洗发水清洗一遍，但尽量减少洗发水的使用量。

敲黑板

注意事项

- **注意发酵程度：**发酵过度的淘米水会有浓烈酸臭味，不仅影响使用体验，还可能刺激头皮。因此，若发现淘米水有腐臭味，应重新制作。
- **确保清洁：**收集淘米水的容器要干净，避免油污等杂质混入导致淘米水变质。洗发后要彻底冲洗头发，防止淘米水残留引起头皮瘙痒等问题。
- **观察头皮反应：**若本身头皮敏感，使用淘米水洗发前要先在耳后或手臂内侧进行局部测试，观察是否有过敏或不适反应。使用过程中若出现头皮发红、瘙痒、刺痛等症状，应立即停止使用，并咨询医生。

用精油滋养头皮，改善“大油头”

用精油滋养头皮，一般不会使头皮越来越爱出油，但如果使用不当或选择了不适合的精油，也可能导致头皮出油增加。

为什么精油可以控油

调节皮脂分泌

一些精油具有调节皮脂腺分泌的作用。例如，薰衣草精油有平衡油脂分泌的功效，它可以使头皮分泌油脂的量保持在正常范围内，而不是过度分泌。

改善头皮环境

茶树精油具有抗菌消炎的作用，能够帮助清洁头皮，减少头皮上的细菌和真菌，改善头皮的生态环境，从而维持头皮的健康状态，避免因炎症等问题导致的油脂分泌异常。

如何选择适合自己的精油

不同的精油有不同的特性和功效，某些精油本身就比较油腻，如霍霍巴油虽然有滋养作用，但如果用量不当，可能会加重油腻感。此外，一些人可能对某些精油过敏或不耐受，使用后引发头皮炎症，刺激皮脂腺分泌更多油脂。

因此，在使用精油滋养头皮之前，要先了解自己的头皮状况，选择合适的精油，并按照正确的方法和用量使用，以达到改善头皮出油的目的。

常用护发精油

1 茶树精油

茶树精油可抗菌消炎、收敛毛孔，对于清除油腻皮肤表面的细菌非常有帮助。平时可将茶树精油与洗发水混合后清洗头发。

此外，茶树精油还可以改善脂溢性皮炎等问题，也可以搭配喜爱的薰衣草、佛手柑精油等一起使用。

2 柠檬精油

柠檬精油是有效杀菌剂，不仅能清洁皮肤表面，还能促进血液循环。

柠檬精油还能减少油性肌肤的油脂分泌，改善油性发质。日常可直接滴入植物型洗发水中混合使用。

3 天竺葵精油

天竺葵精油不仅能平衡皮肤油脂分泌，还能调节内分泌、缓解焦虑情绪。

天竺葵精油适合各种发质和皮肤的护理，香气类似玫瑰，属于百搭型精油，与其他精油一起使用效果更佳。

精油护发，如何使用

按摩头皮

选择 1~2 种精油，在洗头时滴 1~2 滴在洗发水中，均匀抹在头发上，充分按摩头皮并保持 3~5 分钟之后冲洗干净，吹干头发即可。

与洗发水或护发素混合

选 2~3 种精油，滴入日常用的洗发水或护发素中（尽量选择植物型、人工化学添加剂少的洗护产品），混合均匀后使用。

调配比例可以按 1∶5，即在 100 毫升的洗发水中，大约加入 20 滴精油，根据皮肤耐受度适当增减精油滴数。

护发喷雾

准备 100 毫升的喷雾瓶、金缕梅或玫瑰纯露 80 毫升（如果没有纯露，可用 70 毫升矿泉水 +10 毫升无水酒精混合）。选择 2~3 种精油各 5 滴，滴入喷雾瓶中混合，再倒入纯露，摇匀，制成护发喷雾。

洗发后，将护发喷雾摇匀，喷在半干的头发上，然后用十指按摩头皮数分钟后，吹干头发即可。

精油发膜

选 2~3 种精油，各滴入 10 滴在玻璃小碗中混合均匀，再倒入 10 毫升椰子油，混合均匀（根据发量，精油和椰子油可按比例增减）。将混合物充分抹在头发和头皮上，按摩数分钟后，戴上浴帽，保持 20 分钟左右，然后洗净并吹干头发即可。每周 1 次。

散粉

散粉之所以能够用来定妆，是因为它可以吸走面部多余的油脂，并减少油脂分泌。同理，它也可以用来吸掉头发上多余的油脂。所以可以用散粉来临时急救油油的头发。先把头发梳理整齐，用粉扑蘸取少量散粉，拍打在头发较油的地方，再用梳子朝头发的反方向梳，梳完后低头甩一下头发，抖掉多余的散粉即可。

戴帽子

如果出门前来不及洗头，还可以戴帽子，既能够凹造型，又能把油油的头发遮挡起来，冬天可以兼顾保暖，夏天可以兼顾遮阳，一举多得。

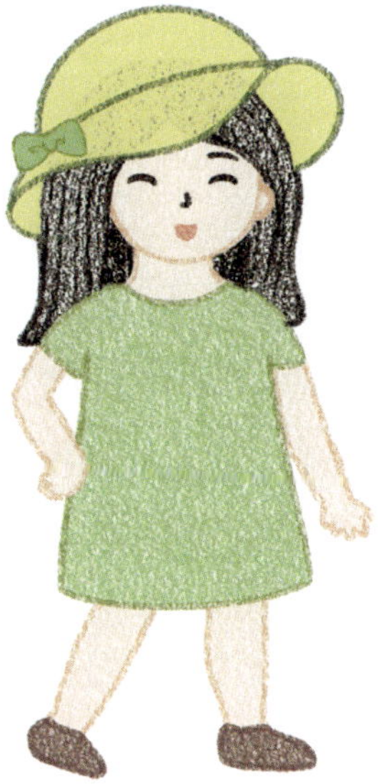

干洗喷雾

干洗喷雾含有大米淀粉，粉末细腻，能够吸附头发上多余油脂；质地柔滑，很容易涂抹开；有多种味道可以选择，在去除油脂的同时还能去味。遇到经期、出差、生病等不方便洗头的情况，干洗喷雾可以用来救急。吃完火锅也可以用来去除头发上的火锅味。

吸油纸

吸油纸除了可以吸掉脸上的油外，还可以吸头发上的油。将一片吸油纸贴在头发上，过一会儿再换一片，多贴几次。来不及洗头的时候可以多备些吸油纸，有空就贴贴，用来救急。

扎头发

这一招比较适合没有刘海的女生，当头发油来不及洗头时，可以扎一个大马尾出门。不要扎太紧，把头顶的头发弄松一点，效果会更好。

第四章

拯救脱发，强韧发根、摆脱『头秃』

关于脱发，你需要知道的事

掉发≠脱发

人平均每天都会自然脱落 50～100 根头发，这是由头发正常的生长周期决定的。由于头发的生长和脱落同时进行，所以在外观上看不出明显的变化。

健康的头发生长速度为每天约长 0.3 毫米，1 个月能长 1.5 厘米，1 年约长 10 厘米。头发的生长周期一般会经历以下 3 个阶段。

头发的生长周期

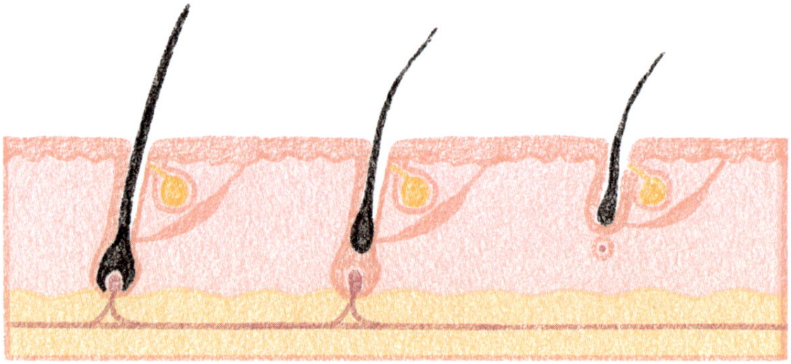

生长期（2~6 年）　退行期（2~3 周）　休止期（3~4 个月）

毛囊有一定的生理周期，有些毛囊在生长期，有些进入退行期或休止期，只要掉的头发和新生头发的数量大致相同，发量就可以达到一个平衡，不用担心头发变稀。

判断自己是掉发还是脱发的两个方法

方法 1

数掉落头发数量

每天大约掉多少根头发?

A. 50 根以下

B. 50~100 根

C. 100 根以上

来看答案

选择 A，属于正常。

选择 B，属于脱发高风险。长此以往，头发会变稀薄。

选择 C，属于脱发。

注意

平时一旦发现掉发多于 50 根，就要开始预防脱发。

方法 2

拉头发实验

用拇指和食指拉一束（50~60 根）头发，掉多少根?

A. 6 根以下

B. 6 根以上

来看答案

选择 A，属于正常。

选择 B，有脱发风险。

注意

是轻轻地拉，不是使劲薅或者扯。

以上两种方法适合自行在家简单操作，只作为初步判断。想要知道自己属于什么类型的脱发，需要到医院进行专业检测和具体诊断。

怎么判断脱发的严重程度

可以结合国际上公认的汉密尔顿－诺伍德量表，将脱发划分为 7 个等级。

脱发国际分级图（男性）		脱发国际分级图（女性）	
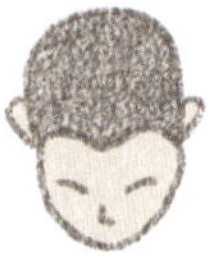	级别一 没有脱发迹象	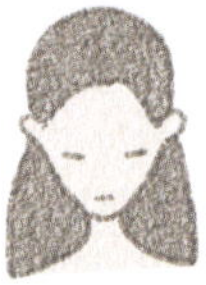	级别一 没有脱发迹象
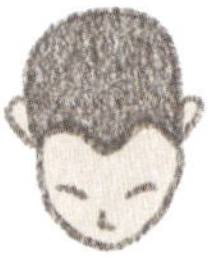	级别二 发际线轻微后退	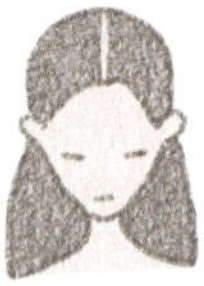	级别二 分发处可以看见少许头皮
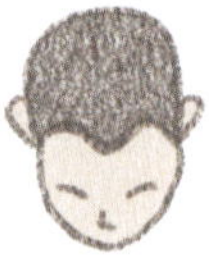	级别三 发际线进一步后退至额角后 头顶部出现脱发迹象	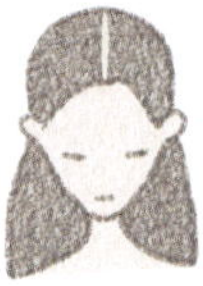	级别三 分发处可以看到明显头皮 并出现周围稀少
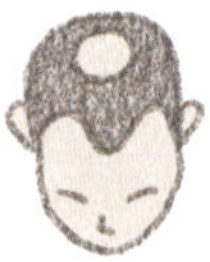	级别四 发际线和额角毛发进一步后退 头顶脱发加剧，形成一条毛发带	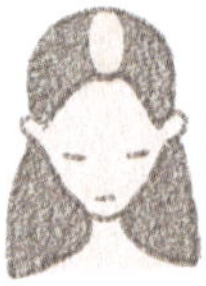	级别四 分发处看到明显头皮， 周围稀少范围扩大
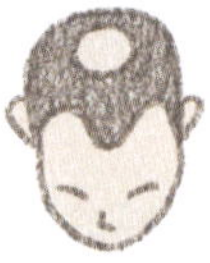	级别五 前额头发后退明显 头顶和发际线中间毛发带更狭小	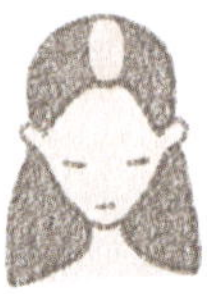	级别五 分发处看到明显头皮，周围稀少范围进一步扩大
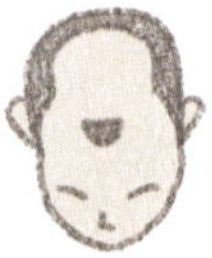	级别六 前额和额角毛发进一步脱落，毛发带基本消失	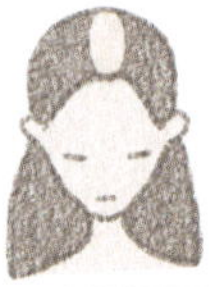	级别六 头顶脱发加剧，形成马蹄状脱发带
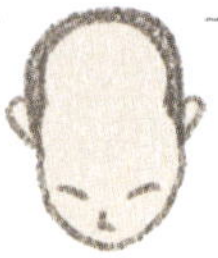	级别七 形成马蹄状毛发带	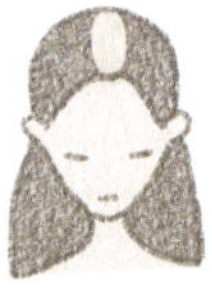	级别七 头顶脱发加剧，形成马蹄状脱发带且毛发稀疏

从脱发部位，看身体健康危机“小信号”

头顶：与肝肾有关

中医认为，肝藏血，发为血之余；肾藏精，其华在发。

所以肝血不足、肾精亏虚，头顶头发失于濡养，就会变白和脱落。

养生方法

日常可以通过食补来补养肝肾。

黑芝麻： 具有补肝肾、益精血、润肠燥的作用。对于肝肾不足引起的头发早白、脱发、头晕耳鸣等有一定的食疗效果。

枸杞： 具有滋补肝肾、益精明目的功效，可用于治疗肝肾阴虚所致的腰膝酸软、头晕目眩、视力减退等症状。

桑葚： 能滋补肝肾、生津润燥。可改善肝肾阴虚导致的眩晕耳鸣、心悸失眠、须发早白等问题。

猪肝： 能补肝明目，养血。对肝肾阴虚所致的视物模糊、夜盲等有一定的食疗作用，改善肝血不足导致的脱发。

前额：与脾胃有关

脾胃是后天之本、气血生化之源，脾胃虚弱的人气血不足，不能上荣于头，前额的头发会因缺乏滋养而脱落、干枯断裂，所以，要想拥有健康的头发，还得好好养护脾胃。

养生方法

日常饮食可以多吃山药、红枣、胡萝卜、鸡蛋、鸡肉、土豆等，这些食物都具有健脾养胃、益气补血的作用。

两鬓：与肝胆有关

肝胆互为表里，若肝胆火旺，或肝郁化火，火热之邪上炎，会影响头两侧的毛囊，导致两鬓脱发。

养生方法

日常可进行穴位按摩，缓解脱发。选取穴位为率谷、阳陵泉、中渚。

率谷：位于头部，耳尖直上入发际 1.5 寸。

阳陵泉：位于小腿外侧，腓骨头前下方凹陷处。

中渚：在手背部，掌指关节的后方，第 4、5 掌骨间凹陷处。

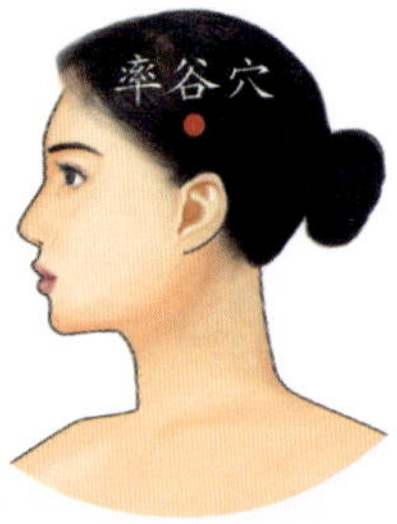

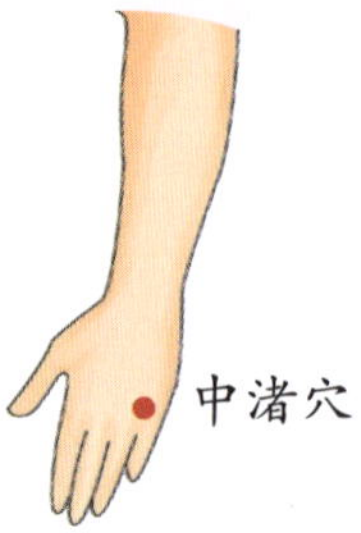

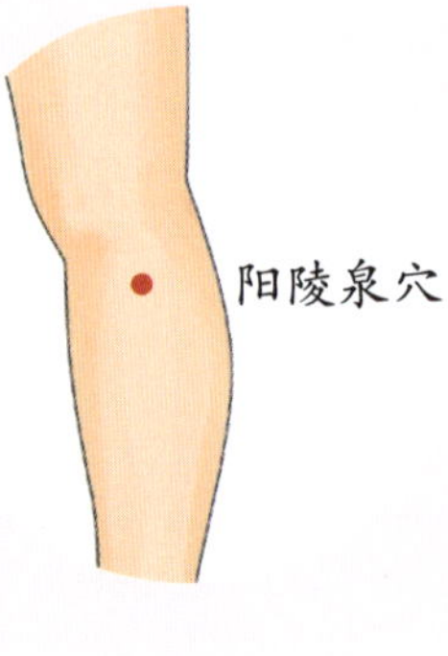

穴位操作：行指揉或指压法。以拇指指腹，对上述穴位进行按揉或按压，每穴按揉 20 下，以自觉酸胀为度，每日 2~3 次。

另外，日常可以同时进行头皮按摩。

功效：穴位按摩可以加强头皮的血液循环，改善毛囊营养，促进头发生长，防止头发再次脱落。

枕部：与心肾有关

中医认为肾主骨生髓，其华在发；肾主藏精，精能化血，血能养发，肾精充足的人头发乌黑亮丽，肾精不足头发就会变白，肾气虚弱时就会脱发。

心主血脉，若心血不足，头部气血也会受影响，特别是枕部因距离较远，易因气血不足而脱发。

养生方法

黑色入肾，可适当多吃黑色食物滋阴益肾。

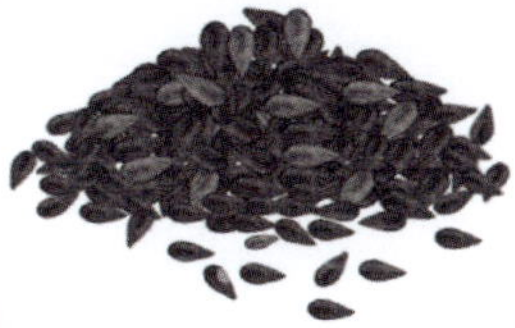

黑芝麻

具有补肝益肾、乌发美容、养血润燥的功效，对因身体虚弱、早衰而导致的脱发、掉发效果较好。

黑豆

黑豆中的异黄酮可以调节人体的性激素水平，减缓掉发，加速头发生长。

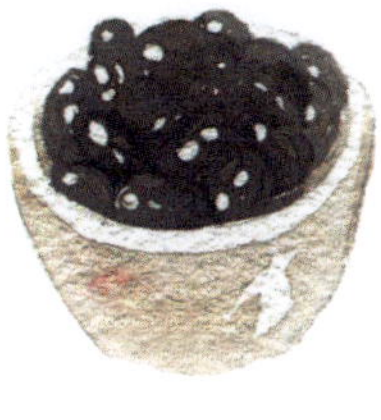

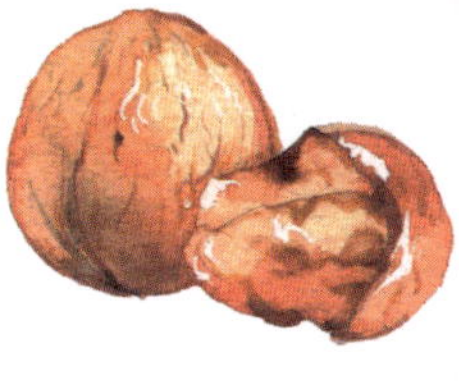

核桃

核桃虽不是黑色食物，但古书记载它能“通经脉，黑须发”，有补肾养血、乌发的作用。

根据毛囊“红绿灯”，及时干预、预防脱发

脱发的本质是毛囊萎缩，毛囊萎缩的本质是毛乳头细胞丢失，表现在头发上，就是头发从终毛向毳毛退化萎缩的过程。

终毛的特点

乌黑粗壮，生长周期长达数年，不容易脱落。

毳毛的特点

枯黄细软，生长周期短，只有几个月，容易脱落。

根据毛囊的状态，这里将其分成绿灯、黄灯、红灯三个阶段，从毛囊健康评估、头皮健康评估、发干质量评估三方面入手，可以对毛囊健康状况划分等级管理，预防脱发。

阶段	毛囊健康评估	头皮健康评估	发干质量评估	干预管理
毛囊绿灯 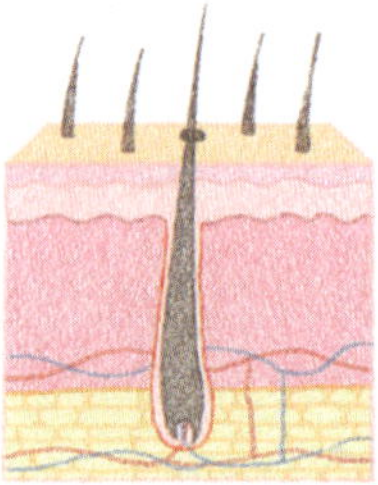	• 毛囊健康/亚健康 • 头发直径≥0.09毫米 • 毛囊中头发数量2/3比例以上为3~4根	• 头皮正常或轻微炎症 • 头油头屑旺盛 • 烫染导致头皮轻度受损或正常	• 发干因烫染轻度受损 • 拔发测试为毛囊正常	该阶段建议加强养发防护，可以为毛囊补充营养、强韧发质等

续表

阶段	毛囊健康评估	头皮健康评估	发干质量评估	干预管理
毛囊黄灯 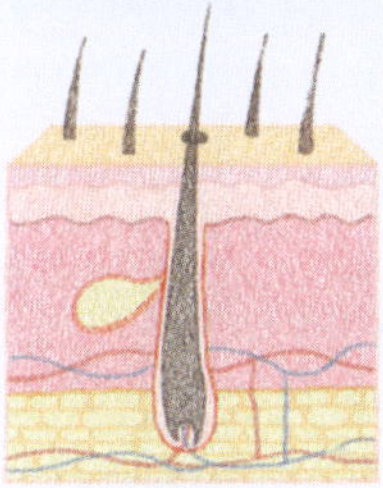	• 毛囊退行中期 • 头发直径 < 0.09 毫米 • 毛囊中头发数量超过 1/3 比例为 1~2 根	• 脂溢性皮炎 • 头油 / 头屑多 • 烫染造成头皮重度受损	• 发干细软干枯 • 角质层严重受损 / 蛋白质水分流失 • 染烫造成毛鳞片受损 • 拔发测试为毛囊退行萎缩	该阶段建议进行医学治疗，如药物治疗、毛发移植术、中胚层疗法等
毛囊红灯 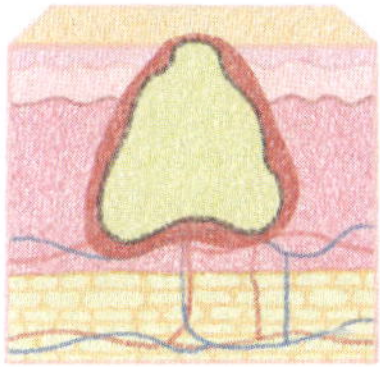	• 毛囊脱落闭合 • 毛囊退行中晚期 • 头发直径 < 0.06 毫米 • 毛囊中头发数量多为 1~2 根	• 基本伴有脂溢性皮炎 • 头油 / 头屑过多	• 发干细软干枯发质无亮泽 / 无营养 • 拔发测试为脱发	若部分毛囊已经死亡，只能通过毛发移植手术进行填补

毛囊退行拉力测试（拔发测试）

用拇指、食指和中指，从头发根部轻轻捏住一缕头发（40~60 根），顺着头发轻拉：

如果只有 1~2 根头发脱落，不用担心；

如果能捋掉 3 根及以上，说明部分毛囊退行萎缩，要小心脱发问题，并开始保护毛囊；

如果一次捋掉超过 5 根，说明毛囊严重不健康，有脱发问题，有迅速“秃头”的危险，要引起重视。

注意：刚洗头之后做拔发测试不准确，请在洗头后 1 天以上再做，3~5 天不洗头做更可靠。

警惕病理性脱发

如果出现了下面几种情况，就要警惕可能是病理性脱发，需要及时到皮肤科就诊。

1. 每天脱落的头发数量超过 100 根以上。

2. 头发总发量较以前明显减少。

3. 出现毛发的稀疏斑或者脱失斑。

4. 头皮油腻，毛发脱落并变细变软，或伴有头皮红斑、瘙痒、脱屑等不适。

脱发的主要临床症型

根据《毛发疾病皮肤镜诊断专家共识》，脱发可分为先天性和获得性两大类，其中先天性脱发较为少见，获得性脱发又可根据是否造成永久性损害分为两大类：瘢痕性脱发和非瘢痕性脱发。瘢痕性脱发实质上为永久性脱发，毛囊受损后不可再生；非瘢痕性脱发在临床上较为常见，尤其是雄激素性脱发（简称“雄脱”）和斑秃，是最常见的类型。

很多人都以为掉发就是脱发，其实二者并不完全相同。简单来说，掉发是由于人体的新陈代谢产生的，是正常的生理现象，而脱发是一种疾病。

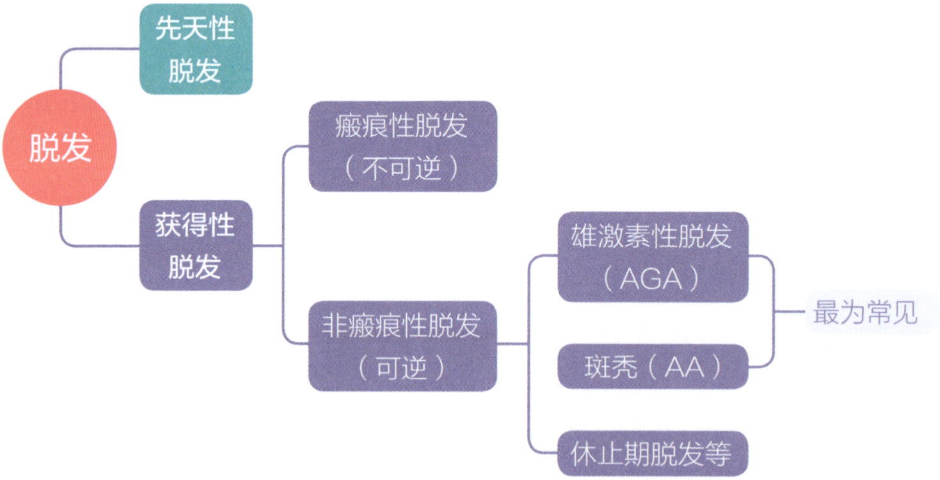

雄激素性脱发——压力大、内分泌失调让人“头秃”

当代上班族经常晚睡熬夜、饮食不规律，再加上工作压力大、精神易紧张，很容易引起激素失衡，从而导致雄激素性脱发。

雄激素性脱发，是因体内雄激素水平升高，导致毛囊萎缩，使头发变细变软，生长周期缩短而脱落。

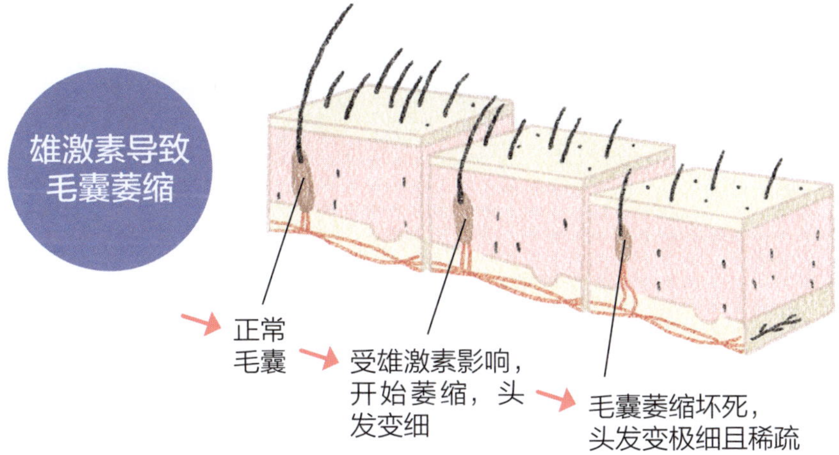

根据发际线形态分型

脱发形状常呈“M”形、“O”形和“U”形。

“M”形：脱发常从前额两侧开始，逐渐向头顶延伸。

“O”形：脱发从头顶开始，向四周扩散，扩展至前额，也叫“地中海”式。

“U”形：前额发际线退至头顶后，呈马蹄形，是最严重的类型。

雄激素性脱发的临床表现

早期表现

镜检可见毛囊口较多的油脂栓塞，血液循环不畅，毛囊口周边角质油脂含量较多。

头发开始脱落，逐渐稀疏；头发质量无明显改变，多数伴有头油多、头屑多、头皮痒。

中期表现

镜检可见毛囊口较多油脂栓塞。部分头发变细、颜色变淡，单根发明显增多，有部分空置毛囊口。

中前期	• 头发经过一段时间异常脱落，数量已明显减少 • 脱发区现存头发已部分变细，并退化成为中间毛，但仍有部分正常终毛
中后期	• 脱发时间较长 • 脱发区头发以中间毛和毳毛为主，间或有少许终毛 • 毛囊口变小，头皮部分变薄，脱发面积较大

晚期表现

镜检可见毛囊口变小，头皮部分变薄。

头发生长期明显缩短，生长周期循环明显加快。头发稀疏、细小，以毳毛和极细毳毛为主，头皮变薄，脱发面积较大，秃区皮肤光滑发亮，仅颞枕部剩有部分头发。

只需这三点，自我判断是否属于雄激素性脱发

第一点：看脱发特征

从前额两侧开始头发密度下降，头发纤细、稀疏，逐渐向头顶延伸，额部发际向后退缩，前额变高，前额发际线呈“M”形；或从头顶部开始脱发，也有头顶部和前额同时脱发。

脱发渐进性发展，额部与头顶部脱发可互相融合，严重时仅枕部及两颞残留头发。脱发区皮肤光滑，可见纤细的毳毛。

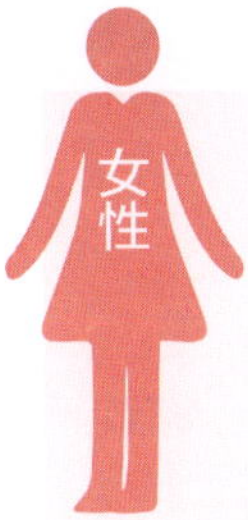

多表现为头顶部逐渐稀疏，一般不会累及颞额部。顶部脱发呈弥漫性，如圣诞树样。

女性在更年期以前有雌激素的保护作用机制，通常只是头顶头发变得稀薄，不会像男性那样形成秃顶。

第二点：看头皮健康状况

除了出现明显的脱发特征，多数雄激素性脱发患者还会出现一系列并发症状。

头皮出油严重	雄激素升高会刺激皮脂腺分泌旺盛，这也是其又被称为脂溢性脱发的原因
头皮炎症	当皮脂腺分泌过盛时，易使马拉色菌等真菌快速繁殖，发展成脂溢性皮炎、毛囊炎

第三点：看头发（发干）是否变细软

这个跟毛囊退化的机制有直接关系，当毛囊微型化，这些毛囊长出的头发会从终毛退化成毳毛，变得细软、易脱落。

如果你的头发出现了以上特征，很可能你已经患上了雄激素性脱发。

减压对症食疗方，帮你守住发际线

中医认为，脱发只是表象，要想有效治疗脱发，关键在于辨证分析找到根本原因，再对证调理，从根本上改善脱发。

肾虚型脱发

临床表现多为头发稀疏、干枯、易断，伴有头皮干燥或瘙痒，腰膝酸软、耳鸣、畏寒怕冷，夜尿增多或尿清长，同时面色晦暗，舌淡胖、苔白或有齿痕。

调理重在补益肾精、滋养肝肾。

可遵医嘱选用六味地黄丸、左归丸、桑麻丸进行调理。

日常也可以喝女贞子桑葚茶，搭配黑芝麻粥等进行辅助食疗。

女贞子桑葚茶

材料 女贞子15克，桑葚25克。

做法 先将水煮沸，加入女贞子、桑葚，继续煮10分钟即可。

功效 滋补肝肾，固发乌须。

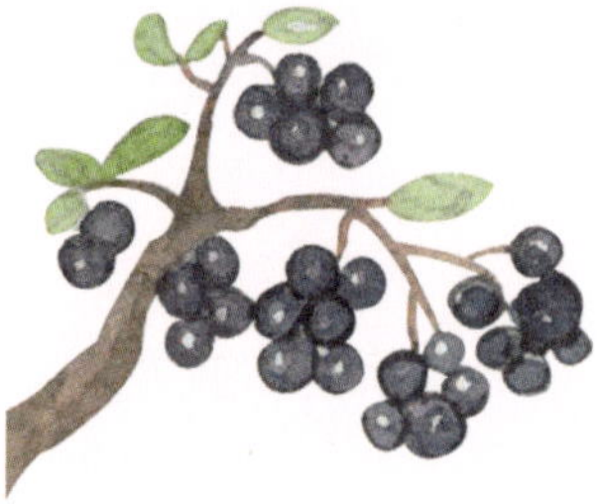

气血两虚型脱发

临床表现多为头发干燥、稀疏，易脱落或早白，伴头皮敏感或发紧，乏力、头晕、心悸气短，面色苍白，唇色淡，舌淡红、苔薄白，舌体偏小。

调理重在补益气血，改善毛发的营养供应。

可遵医嘱选用八珍丸、四物汤进行调理。

日常也可以喝当归红枣茶，搭配枸杞红枣炖蛋等进行辅助食疗。

当归红枣茶

材料 当归10克，红枣3颗。

做法 先将水煮沸，加入当归、红枣，继续煮10分钟即可。

功效 补益气血。

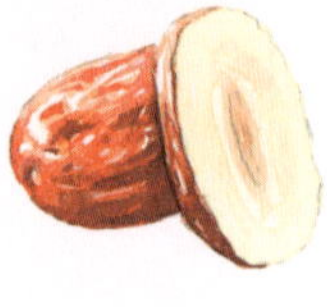

肝郁化火型脱发

临床表现多为成片脱发，伴头皮疼痛或有紧绷感、有时油腻，情绪波动较大、易怒烦躁，胸胁胀痛，面部易冒痘或发红，舌红、苔薄黄。

调理重在疏肝理气、清热泻火，调节情志是关键。

可遵医嘱选用龙胆泻肝丸、逍遥丸进行调理。

日常也可以喝菊花玫瑰茶、菊花决明子粥等进行辅助食疗。

湿热型脱发

临床表现多为头皮油腻、瘙痒，伴头屑增多或红肿疹子，头发油腻易脱落，胃胀不适，面色暗黄，舌红、苔黄腻，大便黏腻，小便黄赤。

调理重在清热祛湿、凉血解毒，改善头皮环境。

可遵医嘱选用龙胆泻肝丸、湿毒清胶囊进行调理。

日常也可以喝金银花菊花茶、二妙蜂蜜饮、苦瓜炒鸡蛋或绿豆百合粥等进行辅助食疗。

菊花玫瑰茶

材料 菊花 5 克，玫瑰花 3 克。

做法 先将水煮沸，倒入水杯中，放入菊花和玫瑰，盖上盖子闷 10 分钟即可。

功效 疏肝理气，清热泻火。

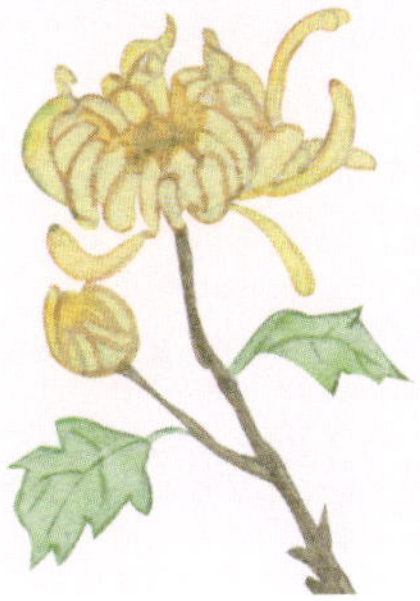

二妙蜂蜜饮

材料 黄柏 10 克，蜂蜜、苍术各 20 克。

做法 将苍术、黄柏加水浸泡，煎煮 30 分钟，过滤取汁倒入杯中。放温热后加入蜂蜜。早晚 2 次分服。

功效 清热利湿。

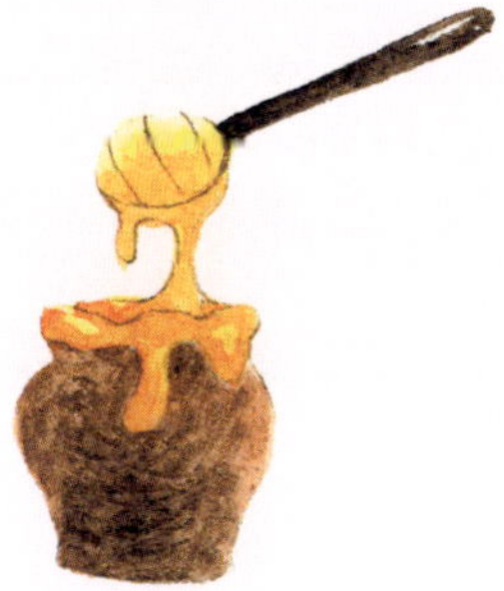

脾虚湿盛型脱发

临床表现多为头发细软无力、脱落明显，头皮油腻，常伴有面色萎黄、轻度浮肿，消化不良，大便稀溏，舌淡胖、苔白腻，晨起乏力，四肢沉重。

调理重在健脾益气、祛湿化痰，促进体内湿气代谢。

可遵医嘱选用参苓白术散、健脾丸进行调理。

日常也可以喝陈皮茯苓茶、山药薏米粥等进行辅助食疗。

血瘀型脱发

临床表现多为头皮触摸有结节感或紫红色瘀斑，头发干枯易断，局部脱发明显，常伴有面色晦暗，四肢冰凉或刺痛，大便偏硬，小便量少，舌紫暗有瘀点、苔薄。

调理重在活血化瘀、通络养发，改善血液循环。

可遵医嘱选用血府逐瘀汤、二至丸进行调理。

日常也可以喝红花玫瑰茶、丹参山楂茶等进行辅助食疗。

陈皮茯苓茶

材料 陈皮5克，茯苓10克。

做法 将陈皮、茯苓洗净，一起放入茶壶中，加入适量开水，闷泡10~15分钟，待水温适宜时即可饮用。可反复冲泡2~3次。

功效 健脾祛湿，理气和中。

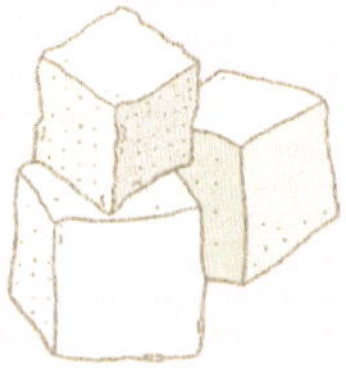

红花玫瑰茶

材料 红花3克，玫瑰花5朵，冰糖适量。

做法 将红花、玫瑰花洗净，放入茶壶中，加入沸水，闷泡10~15分钟，待水温稍凉后，加入适量冰糖即可。

功效 活血化瘀，疏肝解郁。

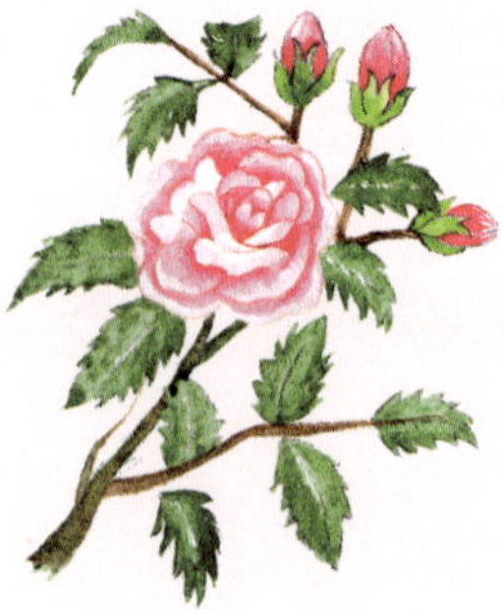

斑秃——吓人的“鬼剃头”

头发突然秃一块，还能长回来吗

斑秃俗称“鬼剃头”，是一种骤然发生的局限性斑片状脱发，病变处头皮外观正常，无红肿、痒痛等不适。

斑秃在中医中称为“油风”，多与气血两虚、血燥风盛、肝肾亏虚有关。

病因尚不完全清楚，目前认为可能与以下因素有关

精神与情绪应激	长期处于焦虑、紧张状态下的人很容易出现斑秃
家族遗传	相关研究表明，斑秃具有家族遗传倾向，可能属于多基因病范畴
自身免疫	斑秃常与自身免疫性疾病（如桥本甲状腺炎、1 型糖尿病等）并发
内分泌失调	甲状腺疾病合并斑秃者特别多，其中与甲状腺功能亢进关系更为密切 女性在妊娠期，斑秃往往会自愈，但在分娩后又复发，猜测可能与激素紊乱有关
其他	频繁烫染、环境污染等也可引起斑秃

斑秃≠毛囊坏死，还可以生发

大部分人都存在一个疑问，斑秃的位置毛囊是不是坏死了，再也长不出头发了?

其实，斑秃是一种由各种外界环境因素综合作用所引起的暂时性脱发，并不一定代表毛囊就坏死了。

但如果对斑秃放任不管，长期发展下去是可能会引起毛囊永久性坏死的。一般来讲，正常人的毛囊一生中会有15~25次休眠期，如果长期斑秃导致毛囊休眠频率加快，则可能会导致永久性脱发。

皮肤科医生有话说

斑秃的临床分期

斑秃的临床分期可分为以下三个阶段。

1. 进展期

脱发斑扩大或数量增加，可有新发，脱发区边缘头发松动，易拔出。

2. 静止期

毛发停止脱落，脱发区边缘头发不再松动，持续3~4个月。

3. 恢复期

脱发区有新毛发长出，最初为细软色浅的绒毛，然后逐渐增粗，颜色变深，最后完全恢复成正常毛发。

如何诊断斑秃？需要做什么检查

斑秃的诊断通常需要结合患者的症状、病史，并配合一些相关检查。

症状观察

斑秃主要表现为突然出现的圆形或椭圆形、边界清晰的脱发区，脱发区皮肤光滑，无炎症、鳞屑和瘢痕。病情进展期，脱发区边缘的头发松动，容易拔出。部分患者病情严重时，可发展为全秃（全部头发脱落）或普秃（全身毛发均脱落）。

病史询问

医生会详细询问患者的病史，包括脱发的起始时间、发展过程、是否有家族遗传史、近期是否有重大精神创伤、感染、内分泌疾病等情况。

检查项目

皮肤镜检查	这是一种常用的检查方法，可以观察到毛发和头皮的微观结构。在斑秃患者的皮肤镜下，可出现感叹号样发（毛发近端变细，远端增粗，形似感叹号）、黄点征、黑点征等特征性表现，有助于诊断和判断病情的活动程度
血常规	可了解患者是否存在贫血等血液系统疾病，因为贫血可能与斑秃的发生有关
甲状腺功能	甲状腺疾病与斑秃有一定的关联，检测甲状腺功能指标（如 TSH、FT3、FT4 等）有助于排查是否存在甲状腺功能异常
自身抗体检测	部分斑秃患者可能存在自身免疫异常，检测抗核抗体、抗甲状腺抗体等自身抗体，有助于判断是否存在自身免疫性疾病

斑秃也有真假，如何辨别

斑秃也分真假，假性斑秃看上去和斑秃非常相似，但它并不是真的斑秃，那么该如何辨别自己的斑秃究竟是真是假？

如何鉴别假性斑秃？

鉴别	斑秃	假性斑秃
外观	以头皮突然出现圆形、椭圆形脱发为特征，秃发斑一般数目少而面积大	头皮上出现1～2片圆形、卵圆形或不规则小片脱发区，分界清楚，可逐渐扩大和融合，秃发部位比较光亮，秃发斑一般数目多而面积小
毛囊	脱发部位皮肤表面光滑，没有发生萎缩，也没有炎症表现，毛囊完整，毛囊口清楚，脱发边缘的头发松动，易拔脱，头发可再生	秃发部位的头皮萎缩，没有正常皮肤的纹路和毛囊孔，看上去光滑如薄纸，并且比正常皮肤略显凹陷，毛囊受到破坏，毛囊口不清楚，毛囊周围有明显的炎症，脱发边缘区的头发不松动，头发不可再生
病因	自身免疫系统疾病、遗传、精神创伤、感染、内分泌失调等都会导致斑秃	原因不明确，可能是一种不明原因的独立疾病导致，也可能是一些皮肤疾病诱发，如扁平苔藓、局限性硬皮病、盘状红斑狼疮、秃发性毛囊炎等

皮肤科医生有话说

及时治疗最重要

无论是斑秃还是假性斑秃，都会对头发健康和外观容貌造成不良影响，应当引起十分的重视。一旦发现要及时就医，正确的诊治对于病情的恢复是极为重要的。

斑秃拖延不治、误诊，后果很可怕

误区 1 斑秃不用管它，自己会好起来

有些轻症斑秃患者，有可能在一年内慢慢长出头发。但如果没有及早诊疗，有可能会继续发展成中重度斑秃。有研究显示，14%～25% 的患者因为没有控制好病情，脱发逐步加重，最后进展到全秃，头发全掉光了。

误区 2 出现脱发斑就是斑秃

头发出现斑片状脱发，不一定是斑秃，还可能是其他疾病所致，比如梅毒螺旋体感染所致二期梅毒、盘状红斑狼疮、毛发扁平苔藓、头癣、拔毛癖、颞部三角形脱发等，因此一定要请皮肤科医生检查、确诊，进行针对性治疗。

误区 3 辣椒能生发

很多患者使用辣椒油涂擦脱发区，会对毛囊造成刺激，诱发毛囊炎症，使脱发区出现红斑、水疱、脓疱等刺激性皮炎改变，听信偏方不仅会延误治疗，还会加重病情，得不偿失。

误区 4 斑秃治好以后，就可以万事大吉不用再吃药了

斑秃治愈后复发率高达 50%，特别是全秃、普秃患者的复发性极强，甚至达 100%，在初诊时即应提醒患者做好心理准备，尤其是重症斑秃治疗痊愈后，必须接受一年以上的长期随访。

一看就懂，中西医治疗方法

目前针对斑秃，主要依赖药物和物理治疗，无论是口服、外用药物还是光疗，都可起到较为理想的治疗效果。

中西医治疗方法

中医治疗

中药

内服中药需要辨证施治，根据不同证型具体用药。

外治法

1. 可选用生发止痒膏外涂。
2. 红灵酊外涂，每日1~2次。
3. 人参叶、侧柏叶、毛姜、白鲜皮各12克，放入1斤（500克）高粱酒中密封浸泡1周，开封后用棉签蘸取涂擦患处，每日3~4次。

其他治法

通过梅花针、微针等中医特色治疗，活血生发。

西医治疗

系统治疗

在医生指导下，内服糖皮质激素，或者应用免疫抑制剂等。近年来，也有应用生物制剂治疗斑秃。

局部治疗

皮损内注射糖皮质激素、浓缩生长因子（CGF）疗法、外用米诺地尔等。具体使用方法建议在皮肤科就诊后遵医嘱。

物理治疗

应用308准分子激光、光动力疗法。

中医辨证药膳方推荐，对证调理斑秃

中医称斑秃为“油风”，多因气血两虚、发失荣养所致。具体证型及其原因如下。

血热生风，因惊恐思虑、心绪烦扰，导致气机逆乱、血热内蕴，热盛生风，风动发落。精血不足，因脾胃虚弱、气血亏虚，或肝肾阴亏，使精血不能上荣，发失所养而落。或因久病失治，瘀血阻滞，新血不生，毛发不得其养而落。所以日常调理斑秃宜凉血熄风，补气养血，活血化瘀。

推荐药膳 1 首乌核桃炖猪脑

材料 制何首乌、核桃仁各 30 克，猪脑适量。

调料 盐、料酒各少许。

做法

1 将制何首乌水煎后去渣取汁，用药汁煨核桃仁、猪脑。

2 煨熟后加料酒、盐调味即可。

用法 食核桃、猪脑，喝汤，每日或隔日 1 次。

功效 补脑补肾。适用于肾虚造成的斑秃或全秃。

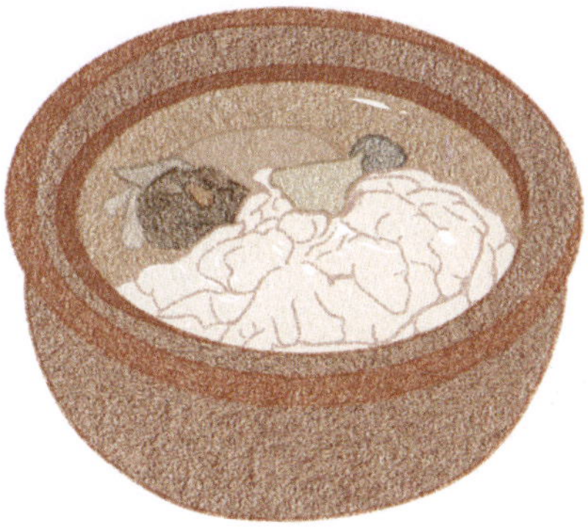

推荐药膳 2 侧柏桑葚膏

材料 侧柏叶、蜂蜜各 50 克，桑葚 200 克。

做法 水煎侧柏叶 20 分钟后去渣留汁，加入桑葚，小火煎煮半小时后去渣，加蜂蜜熬成膏。

功效 清热生津，祛风生发。适用于斑秃属血热生风型，伴有头晕目眩、口干者。

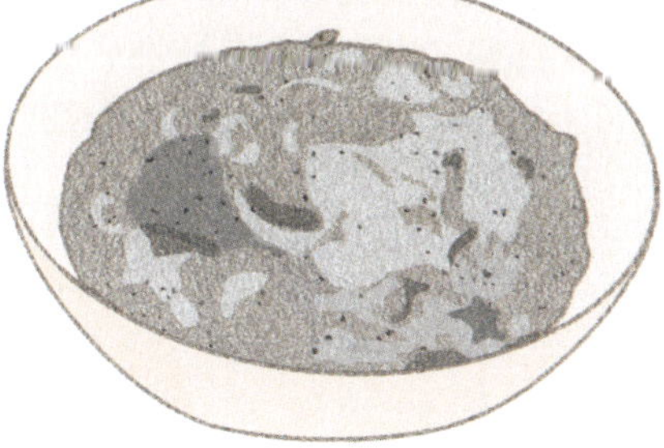

推荐药膳 3 莴笋炒藕片

材料 莴笋、藕各 200 克。

调料 盐少许。

做法

1 将莴笋和藕洗净切片。

2 热油下锅后炒至半熟，加盐调味后炒至八成熟，断生即可。

功效 清热凉血。斑秃属血热生风者可长期食用。

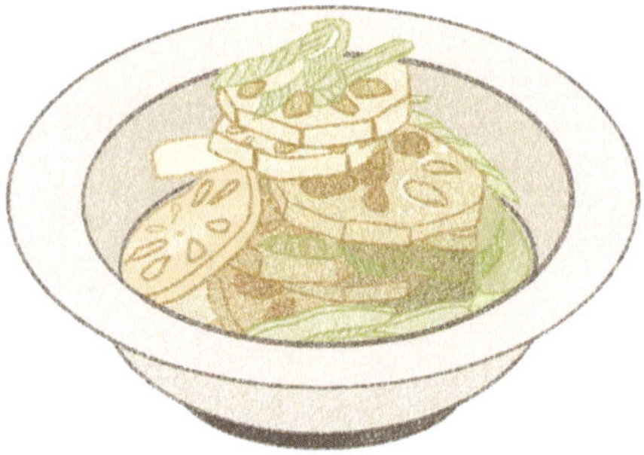

推荐药膳 4 桑葚米粥

材料 新鲜桑葚 30 克，糯米 50 克。

做法

1 桑葚浸泡片刻，去掉长柄。

2 将桑葚、糯米一起置砂锅内，加水 400 毫升，用小火烧至微滚到沸腾，煮至粥黏稠即可。

用法 每日晨起空服，温热顿服。

功效 补肝益肾，滋阴补血，适用于阴血不足导致的须发早白、斑秃。

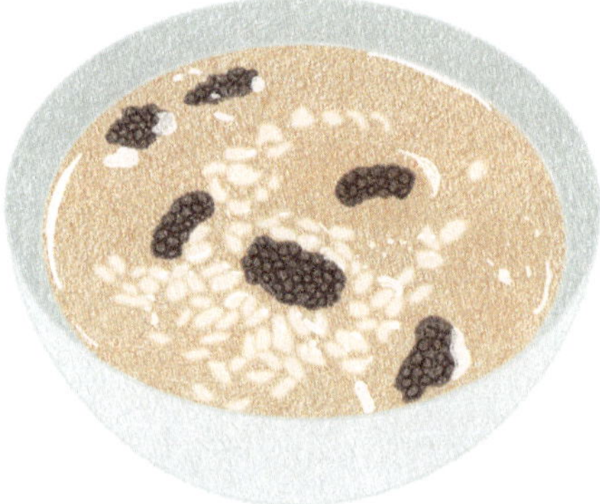

教你 4 个简单穴位，快速调理斑秃

常按揉这两个穴位，疏肝解郁心情好

期门穴

取穴：位于胸部，第 6 肋间隙，前正中线旁开 4 寸。

方法：用拇指指腹，以中等力度按压，然后逆时针转圈揉按，早晚各 1次，每次按揉 5~10 分钟。

功效：期门穴为肝之募穴，具有健脾疏肝、理气和胃的作用。

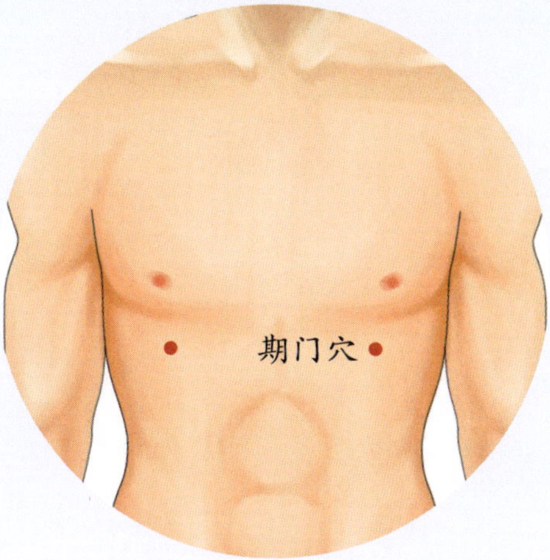

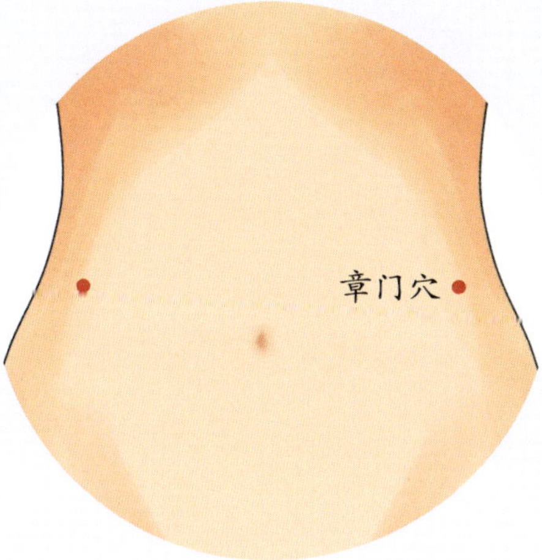

章门穴

取穴：位于侧腹部，腋中线上，在第 11 肋游离端的下际，屈肘合腋时，肘尖处即为此穴。

方法：用拇指按压章门穴，先点按 1 分钟左右，再分别沿着顺时针和逆时针方向，旋转按揉章门穴 3~5 分钟。

功效：章门穴属足厥阴肝经，是足厥阴肝经、足少阳胆经的交会穴，又是足太阴脾经的募穴，具有健脾疏肝理气的作用。

常按揉这两个穴位，补精养血促生发

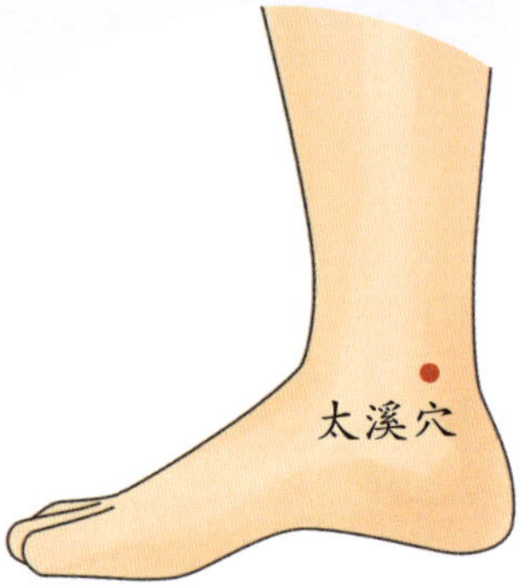

太溪穴

取穴：位于足内侧，内踝后方，内踝尖与跟腱之间的凹陷处。

方法：用另一侧的手轻握住脚，四指放到脚背上，大拇指弯曲，从上往下刮按太溪穴，可能有胀痛感（孕妇要小心按）；双脚每天各按1～3分钟。

功效：太溪穴是肾经的原穴，可滋阴益肾、补精养血。

涌泉穴

取穴：位于足底，前脚掌1/3的凹陷处。

方法：晚上睡觉前中药足浴泡脚，然后躺在床上用一只脚的脚后跟按揉另一只脚的涌泉穴。每次10～15分钟。

功效：可以滋阴益肾、补精养血。

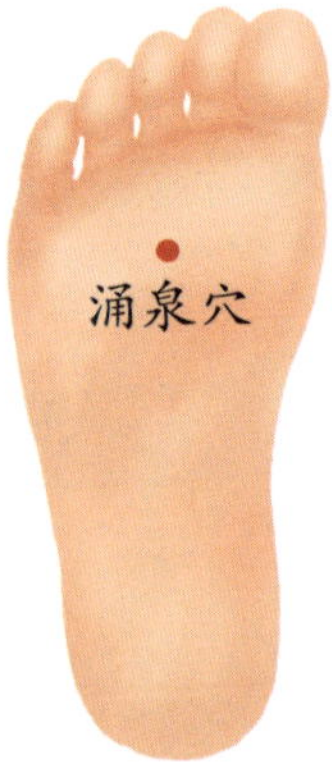

防治神经性斑秃，心理疏导最有效

神经性斑秃是指因神经紧张而引起的脱发症状。

轻度神经性斑秃患者，一般情况下，只要恢复健康的生活习惯，即可以自行恢复。中轻度患者只要情况不严重，积极到医院配合治疗，一年内即可恢复。重度患者可能会出现眉毛、腋下部位的脱毛现象，要及时到医院治疗。

适当进行心理按摩

治疗神经性斑秃最有效的方法是从精神层面入手，可以寻求心理咨询师的帮助，用专业的方法进行疏导。情绪出现问题是非常正常的，和感冒、拉肚子没有什么不一样，千万别因为逃避延误治疗。

神经性斑秃注意事项

日常饮食要均衡营养，补充人体所必需的维生素。多吃高蛋白、高维生素食物，如鱼肉、鸡蛋等，少吃辛辣、刺激性食物，多吃水果、蔬菜等。

日常多进行体育锻炼，增强免疫力，养成良好的生活习惯，保证充足的睡眠，神经性斑秃的患者千万不能熬夜，要避免太大的精神压力。

神经性斑秃的治疗是一个比较漫长的过程，所以患者要有长期的心理准备，听从医嘱，积极配合医生的治疗。不要心焦气躁，要有康复的信心。

瘢痕性脱发——易误诊的永久性脱发

外伤和皮肤病，是瘢痕性脱发的主因

导致瘢痕性脱发的原因有很多，可分为原发性和继发性。

原发性（皮肤病）	继发性（外伤）
通常由某些皮肤疾病引起，比如毛囊性扁平苔藓、盘状红斑狼疮、硬皮病、毛囊炎等	通常由皮肤疾病以外的事件或疾病引起，比如头皮外伤、手术瘢痕、肿瘤等
常见情况：毛囊炎性脱发 表现 一开始多在毛囊处长出红斑、丘疹，接着演变成丘疹性脓疱，愈合后留有圆形或椭圆形瘢痕，皮损部位不再长头发 皮损附近的毛囊随着病情发展逐渐受损，又发生大小不等且分散的红斑、脓疱及瘢痕性脱发，使皮损不断向周围扩大 诊疗建议 如果及时发现并进行正规治疗（全身应用抗生素是主要治疗方式），能减轻症状、阻止炎症进程并防止更多的脱发，反之可能导致更大范围的永久性脱发 所以，如果头皮经常反复出现毛囊炎且伴随一定程度的掉发，建议及时就医治疗	常见情况：外伤性脱发 表现 常见有烫伤、意外挫伤或撕裂伤。瘢痕呈萎缩性（头皮略凹陷变薄）或增生性（头皮向上隆起增厚），范围不会扩大，但可能会给患者的生活及心理带来困扰，尤其是对外貌比较在意的个体，可能因此产生自卑、焦虑、抑郁等情绪 诊疗建议 可以考虑植发，但由于瘢痕厚薄不均、质地柔韧性不同、血运条件等情况使得在瘢痕处行自体毛发移植比非瘢痕处的难度大很多，移植后毛囊存活率可能较低

注意！这几种疾病导致脱发，不是瘢痕性脱发

瘢痕性脱发的危害很大，严重的会导致永久性秃头，再也长不出头发。因此发现后要立即进行治疗，这样才能避免更严重的情况发生。但是有很多疾病与瘢痕性脱发有类似的症状，一定要注意鉴别。

需要注意与以下 5 种疾病进行鉴别

1 假性斑秃

症状类似斑秃，但患部皮肤萎缩，毛发不能再生，表面有岛屿状正常毛发束，损害周围有细狭的红晕带，毛发无松动现象，多见于30~50 岁的女性。

2 麻风脱发

脱发由发际开始，逐渐向上蔓延，严重时仅沿血管路径残留片状或线状毛发。除脱发外，还兼有麻风其他损害及症状。

3 头癣

病发往往为折断，非脱发。真菌检查阳性。

4 拔毛癖

患者有精神异常，常不自觉地频频拔除毛发。

5 梅毒性脱发

有梅毒病史或不洁性交史。脱发呈虫蚀状，不规则分布，多见于枕颞侧。梅毒血清学检查阳性。

出现脱发一定是有原因的，要注意观察脱发表现及伴有的其他症状，如有异常要立即去医院检查并治疗。

掌握瘢痕性脱发的诊断标准，避免进一步损伤

瘢痕性脱发的临床表现复杂且多样，需根据病史、临床表现、相应检查及检验（皮肤镜 / 毛发镜、实验室检查、头皮病理等）结果，综合分析方可明确诊断。早确诊、早治疗，对防止毛囊进一步或永久损伤至关重要。

临床表现	瘢痕性脱发患者的脱发形状不定，既可表现为斑块状脱发，亦可出现弥漫性脱发，脱发区域头皮常局部萎缩变薄，可伴红斑、鳞屑及血管扩张等炎症表现。部分患者可能出现瘙痒、疼痛等伴随症状
镜检表现	皮肤镜 / 毛发镜在瘢痕性脱发的诊断中具有重要意义。皮肤镜 / 毛发镜下脱发区毛囊开口消失是鉴别瘢痕性脱发与非瘢痕性脱发的主要线索之一。根据病因及炎症浸润情况的不同，瘢痕性脱发的活动期可在镜下观察到色素沉着、纤维性白点征、粗分枝状血管、毛囊角栓等疾病征象
实验室检查	部分内科疾病（如系统性红斑狼疮）亦可导致瘢痕性脱发，血液学检查有助于确诊和评估患者全身情况
头皮活检	头皮组织病理活检是诊断瘢痕性脱发的金标准，可客观反映患者头皮毛囊及其周围组织炎症的浸润范围、深度以及毛囊受损情况，对疾病诊断和治疗方案的制订均具有重要指导意义。与其他皮肤病不同，毛发疾病的头皮病理活检需要 4 毫米环钻取 2 处头皮组织，并同时进行横切及纵切后制片，以全面观察、综合评估患者组织学层面的受累情况

注：纵切可观察头皮炎症受累的具体范围、深度等；横切可评估毛囊数量、毛囊生长周期变化情况等。

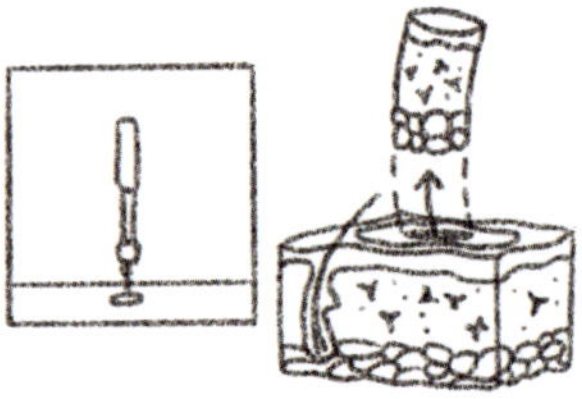

毛囊提取机对准毛囊

头皮病理活检操作示意图

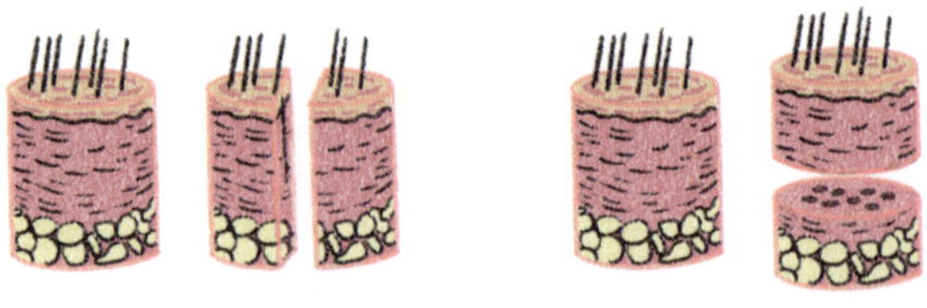

纵切　　横切

头皮病理活检切片方法示意图

早期及时治疗，瘢痕性脱发可防、可控

毛囊被破坏、瘢痕已形成，是否意味着瘢痕性脱发不可治疗呢？答案是否定的。虽然毛囊破坏及瘢痕化的过程难以逆转，但早期积极的药物治疗可以有效控制病情发展。稳定期的瘢痕性脱发，为美观需求可考虑手术治疗。

药物治疗	疾病活动期，早期药物干预可减轻毛囊周围炎症，减缓甚至阻止脱发进展。淋巴细胞性瘢痕性脱发常使用糖皮质激素、羟氯喹等免疫抑制药物，而毛囊炎瘢痕性脱发则需要积极进行抗炎、抗菌治疗
手术治疗	稳定期或晚期，经专业医生评估后，可考虑行一次或分次手术切除瘢痕组织或进行自体毛发移植治疗
物理治疗	部分患者，可遵医嘱酌情（根据病因、病程以及脱发严重程度）应用低能量光照射、头皮微针、PRP（富血小板血浆）/CGF（浓缩生长因子）等物理或中胚层治疗手段，有助于控制脱发进展，促进毛发新生

皮肤科医生有话说

早发现、早干预，避免更严重的脱发

瘢痕性脱发虽然少见，但其毛囊损伤不可逆，最终可导致永久性脱发。因此，对于瘢痕性脱发患者而言，早期诊断、早期干预至关重要。一旦发现不正常的脱发迹象，应及时到皮肤科脱发专病门诊就诊咨询，以避免更严重的脱发及毛囊损伤。

一看就懂，瘢痕性脱发治疗方案对比

毛发移植适用于除萎缩性瘢痕性脱发患者之外的其他瘢痕性脱发。

修复方案	治疗过程	优点	缺点
直接切除	切除瘢痕后直接缝合	• 手术时间短（约1小时） • 费用低	• 需二期拆线 • 后期可能出现继发瘢痕性脱发 • 仅适用于小面积脱发 • 头皮致密弹性差者不适合
扩张皮瓣	手术分两期 • 一期手术：在瘢痕周围的头皮下埋入扩张器并定期注水 • 二期手术：待扩张器注水完成后，取出扩张器+切除瘢痕	萎缩性瘢痕引起脱发的最佳治疗方案	• 手术周期长，二期手术共约4个月 • 影响生活，定期注水期间，需长期携带扩张器 • 手术过程辛苦，需要全麻 • 需住院两次 • 术后头发生长方向不易控制
毛发移植	将供区毛囊单个提取后移植至脱发区域	• 创伤小（单个孔径不足1毫米） • 恢复快(2~4天) • 恢复期短，术后2~4天即可正常工作 • 头发生长方向基本完全正常	• 需要剃一部分头发 • 术后有脱落期，效果要术后6个月才能显现 • 移植后头发成活率在50%~90%

大面积瘢痕性脱发（面积占全头皮的 1/3 以上）

如果瘢痕区域无毛囊存在，可以一期行头皮扩张器延迟术 + 局部皮瓣改型术，二期行毛发移植术。

瘢痕性脱发（面积占全头皮的 1/3 以下）

如果瘢痕区弹性良好，血供良好，可以行毛发移植术。如果血供差且贴骨，瘢痕中央区域移植密度应略低，不建议打孔密度过密；如果打孔期间出现裂口无皮肤弹性的瘢痕，则移植密度应略低。

线性瘢痕性脱发

如果瘢痕宽度在 2 厘米以内，周围活动度良好，但是瘢痕质地硬且弹性不好，可以一期行瘢痕切除术 + 瘢痕改型术，二期再行毛发移植术。

小面积瘢痕性脱发

如果瘢痕区弹性好、血供好，可以按照正常皮肤的密度移植，大部分可以一期手术就达到相对自然的外观。对于要求高的患者，不排除进行二期加密手术的可能性。

儿童瘢痕性脱发

学龄前儿童植发，需要在全麻下行植发手术。由于 5 岁前儿童的毛囊长度一般为 2~4 毫米，比成人毛囊略短且更细软，如果采用毛囊单位提取术（FUE 技术），不建议进行毛囊分离，应尽可能地保留完整的毛囊和毛囊周围的组织。同时，瘢痕会随着头颅的发育而逐渐变大，成年后移植的毛发数量不会增多，但此时瘢痕的面积已经增大，所以儿童瘢痕性脱发一般需要在成年后行二期加密手术。

头皮扩张器和头发提取

头皮扩张器植入术

医生会在患者的头皮上植入一个扩张器，达到扩张标准后每隔 3～5 天就需要到医院进行注水，逐步扩张皮肤张力，使有头发的皮肤扩大，用来修复和代替邻近疤痕头皮。

提取头发的方法

1. 毛囊单位移植术（FUE），是从患者枕部切取一条头皮，分割成小的毛囊单位。

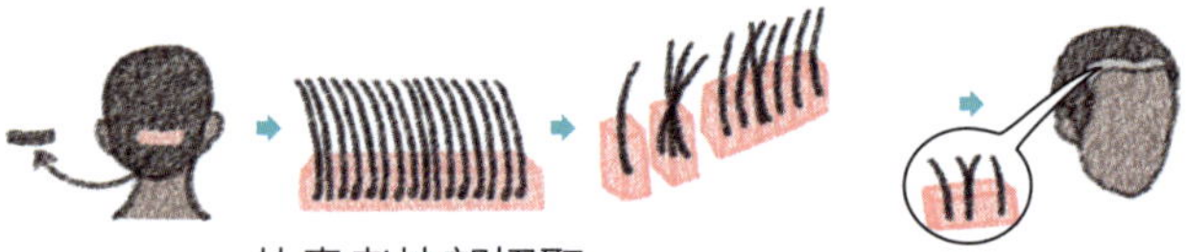

从患者枕部切取一条头皮

将头皮分割成小的毛囊单位（含有 1~4 堆头发）

2. 毛囊单位提取术（FUE），是用毛囊提取机从头皮上直接提取毛囊单位。

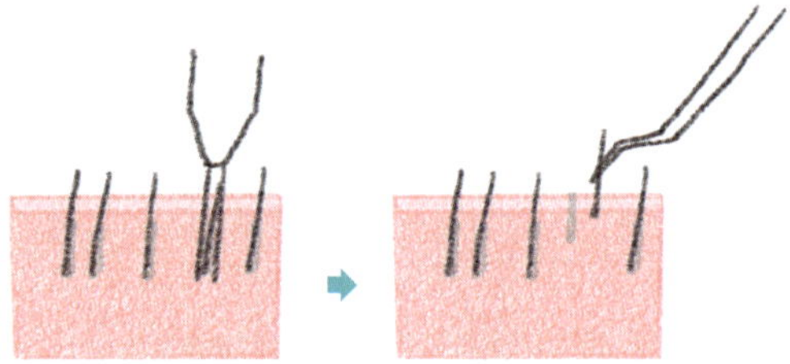

提取机的钻头是空心的，套住头发后旋转皮肤并切开

用镊子夹出毛囊单位

毛发移植术前、术后注意事项

术前

1. 正在使用药物治疗脱发的患者，术前需要停药 1 周。

2. 手术前一天晚上及手术当天早晨需要使用洗发剂洗头，保持头皮清洁。

3. 手术前 1 周需停止使用活血药物及补品，术前 2 天禁烟酒。

4. 手术前应告知医生是否患有斑秃等皮肤科疾病和其他疾病（如糖尿病、高血压、心脏病、抑郁症等），并提前告知医生目前正在服用的药物。

5. 手术当天要穿宽大、舒适、方便脱换的衣服，避免穿套头的衣物。

6. 术前需要剃除部分头发，剃头范围根据手术需要而定。

7. 毛发移植手术分两个步骤：提取毛囊和植入毛囊。提取毛囊时需要趴在手术台上，植入毛囊时为半卧位。手术中有任何不适及时与医生沟通。

8. 毛发移植术一般采用局麻方式，术前可以正常清淡饮食，无须空腹。局麻注射麻药时会有些许疼痛，一般都在可接受范围内。如有全麻要求，需提前告知医生。

手术前的准备工作及注意事项对手术效果的影响很大，术前一定要充分了解手术相关问题。

术后

1. 毛发移植术后 7 天内不要触碰移植的毛发，如有渗血，待其自然干燥。术后 7 天内不要戴帽子压迫或刮蹭植发区域，7 天后可以戴内壁光滑的帽子，不要戴毛线帽。术后 10 天内避免植发区磕碰硬物。

2. 术后 3～4 天可以洗头，植发区可以用清水进行冲洗，不要触碰移植的头发，用毛巾小心沾干，可以适当用吹风机吹干。植发区以外的区域可以用少量洗发液清洗。术后 7 天可以用洗发液清洗植发区，用手指指腹轻轻揉搓植发区。不要强行抠掉植发区的血痂，血痂在术后 10 天左右会自行脱落干净，术后 10 天后可以恢复正常洗头。

3. 毛发移植术后 24 小时可以摘掉绷带或弹力网，取发区包扎的纱布如果粘在头皮上，不要强行撕掉，可以剪掉脱落的部分，保留粘在头皮上的部分，术后 3～4 天洗头时将纱布浸湿后可慢慢摘掉。移植的毛发在术后半个月后无须特殊照顾，可以正常清洗、修剪。

4. 术后需要口服抗生素 3 天，如有必要可用止疼药缓解疼痛。

5. FUT 术后取发区域一般 10～12 天拆线。FUE 术后 2 周内不要做剧烈运动，FUT 术后 1 个月内不要剧烈运动。

6. 毛发移植术后 4 天内避免出汗，夏季需要在空调房内休养。

7. 术后 2 周内不要吃海鲜等刺激性食物，禁烟酒。

8. 术后需停用活血药品 1 周。

9. 大面积植发术后 1 周内，睡觉时可适当垫高枕头，有利于头部血液循环。部分患者出现额头、眼睛、面颊肿胀，均属于正常情况，一般 1 周左右可消肿。如有瘀斑，一般会在 10 天左右逐渐消退。

10. 眉毛移植、睫毛移植和胡须移植的患者，术后 3～4 天才可以清洗植发区。眉毛移植术后可能有不对称现象，消肿和痂皮脱落后会减轻。

11. 毛发移植术后 3 周左右会有部分头发陆续脱落，一般占移植毛发的 50%～70%，残存的毛发长短不一，方向杂乱。术后 3 个月后脱落的头发会逐渐长出来。

12. 一般正常皮肤上移植毛发的成活率在 90% 以上，如果感觉移植的毛发密度不足或有缺的地方，在术后 8～10 个月后可再次移植。瘢痕上植发成活率稍差，要想达到理想效果，一般需要 2～3 次手术。

术后一定要遵循医嘱正确护理，有任何问题应联系手术医生进行术后复查。一般术后 2 周左右进行第 1 次复查，之后最好在术后 1 个月、3 个月、6 个月、9 个月进行复查。术后要注意饮食，养成规律的作息，保持愉悦的心情，这样更有利于恢复。

头上有疤痕，植发能成功吗

头皮上有了疤痕，很难再长出头发，这种情况需要找有多年疤痕移植经验的医生，借助血运方法，使种植在疤痕上的毛囊，借助周边血运皮瓣浅层新建血运来获取营养，确保毛囊成活。而且还能控制毛发生长方向，手术只要数小时就能够完成，植发效果也不错。

了解关于植发的 13 个问题，让你少跑几家医院

1 植发到底安不安全，会伤害脑神经吗？

答 植发是在表皮层进行的微创手术，头皮表皮层只有一些毛细血管和神经末梢，而脑神经在颅骨内，外面还有骨膜层和腱膜下层等，所以植发手术是安全的，不会伤害到脑神经。

2 植发有没有后遗症？

答 植发没有后遗症。因为植发是一项表皮微创手术，注射进去的麻药会逐渐被人体代谢，由呼吸道、消化道和泌尿道排出体外，移植好的毛囊形成新的血运系统后会正常长出毛发，跟原生头发没有区别。

3 植发有年龄限制吗？

答 18~60 岁都可以进行植发手术，原则上只要身体条件允许，后枕部有充足毛囊，都可以进行植发。

4 植发会失败吗？

答 植发失败与否需要看医疗机构是否正规、医生团队的专业性以及患者的个人状态。

医生团队很重要，在植发前要从多方面评估医生的能力，比如专业性、经验丰富度、案例效果、术后服务等，这些都会决定毛囊成活率和术后效果。

患者自身状态也很重要，如果本身有一些基础疾病，身体状况达不到外科手术的标准，是不允许进行植发手术的。而且需要等到脱发情况稳定后才能进行植发。

5 植发效果能维持多久?

答 现在植发技术已经非常成熟，移植的毛囊是后枕部的毛囊，属于“长生”毛囊，不但不会受到激素影响，而且成活率要比其他部位高，所以只要做好护理工作，养成良好的生活习惯，植发效果可以长久保持。

6 植发恢复期大概要多久?

答 植发手术一般当天就可出院，术后 2 天拆绷带、术后 5 天左右清理血痂，半年即可见初步效果。在植发手术恢复期间，一定要保持良好的心态，不要焦虑、急躁；同时养成良好的饮食习惯，多吃一些新鲜蔬果以及富含蛋白质的食物，这些对促进头发生长有一定帮助。另外，还要保证良好的作息习惯，不要熬夜，充足的睡眠对头发的健康生长也有好处。

7 所有脱发，植发都能救吗?

答 脱发是有等级划分的（详见本书 98 页），不是所有的脱发都适合植发。一级脱发不用植发，进行养护就可以恢复；二级到四级脱发，只要过了狂脱期，就可以进行植发；五级、六级脱发，需要根据后枕部毛囊资源情况，看是否可以进行手术；七级脱发不建议植发，因为植发效果不理想。

8 什么时候植发效果最好?

答 植发不分季节，只要符合植发条件，效果都是有保障的。但脱发会有狂脱期和稳定期，刚开始脱发不稳定的时候，不建议植发。等脱发进入稳定期再进行植发，这样原生发不会再脱落，效果更佳。

9 植发手术疼不疼？

答 植发手术是表皮微创手术，术前有表皮麻醉，所以在手术过程中不会感觉疼痛。

10 植发需要多少钱？

答 目前植发机构基本上都是按照这个公式来计算价格：植发价格 = 植发单价 × 植发数量。

植发数量跟脱发面积和植发密度有关，如果面积大或者植发密度高，那么需要的植发数量就多，费用也就更高。

11 移植后的头发是否需要特别护理？

答 移植后生长的新发来自健康的毛囊，只要血液循环良好，就可以健康生长，不需要特别护理。

12 什么季节适合手术？

答 很多人都担心夏季天气炎热，植发手术后容易造成感染，其实不然。植发手术属于微创门诊手术，不受季节影响，一年四季都可以进行。

13 术后多长时间可以看到效果？

答 植发手术后 24 小时毛囊就开始适应、生长，半年可以看到初效，9 个月的时候效果基本完全显现。

专题

根据脸型挑选发型，让你轻松变美

不同的脸型有不同的特征，通过选择适合的发型，可以扬长避短，使脸型更加完美，从而提升整体形象。

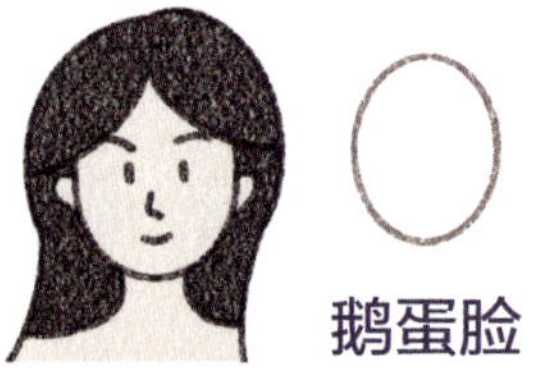

鹅蛋脸

特征 线条弧度流畅、整体轮廓均匀。

适合 “百搭”脸型。整齐、有层次感的长卷发、短卷发、直发、波浪发等均可。

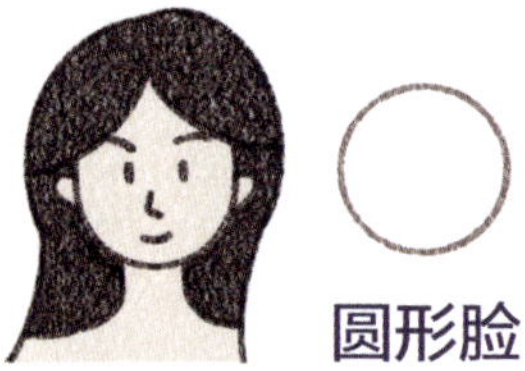

圆形脸

特征 面部圆润饱满，骨骼感较弱。

适合 选择能够拉长脸型的发型，例如高层次的短发、中分的长发或带有层次感的波浪发等。

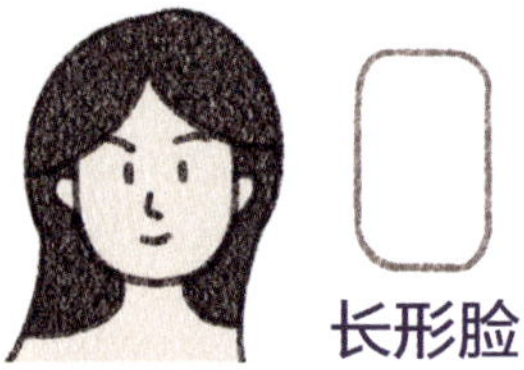

长形脸

特征 脸型瘦长、线条较直，下颌方正。

适合 选择能够平衡脸部长度的发型，避免过于蓬松或过于贴顺的发型。推荐短卷发、齐肩短发、中分长发等。

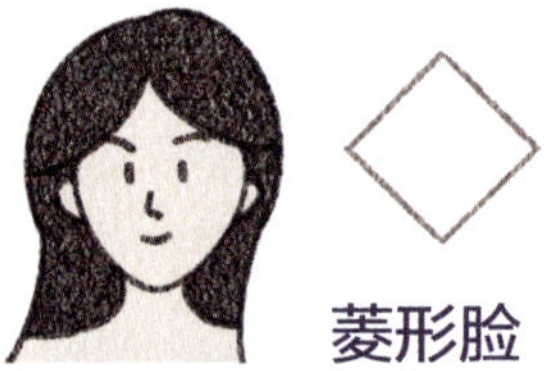

菱形脸

特征 外轮廓凹凸明显，富有立体感。

适合 选择能够平衡脸部轮廓的发型，例如微卷的中长发、蓬松的短发或带有层次感的短发等。

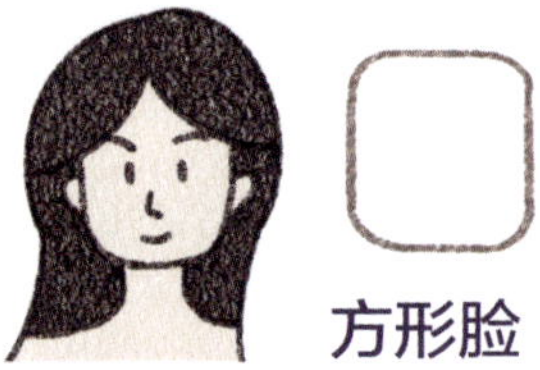

方形脸

特征 腮骨与脸型宽度相近，下巴短。

适合 选择能够柔化脸部轮廓的发型，例如大波浪、蓬松的短发或带有层次感的短发等。

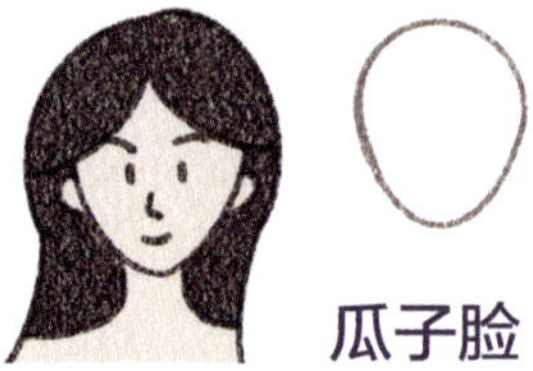

瓜子脸

特征 线条流畅两颊较窄，下巴较尖。

适合 很上镜的脸型，可以尝试高层次的短发、中分或带有刘海的长发、蓬松的卷发等。

第五章

远离『少白头』，激活毛囊黑色素是关键

还年轻，头发为什么变白了

白发产生原因 1：缺乏营养

头发的主要成分是角蛋白，如果身体缺乏蛋白质，会影响角蛋白的合成，使头发变得缺乏弹性，易断，甚至变白。

矿物质是酪氨酸酶的组成成分，而酪氨酸酶是黑色素合成的关键酶，所以缺乏矿物质会使黑色素合成减少，头发颜色变白。

白发产生原因 2：血流不畅

血液从心脏通过全身血管向每一个细胞输送氧气和营养。血流不畅的话，血液就很难到达头皮末端血管，头发会因营养不足而变白。

白发产生原因 3：活性氧

活性氧是细胞呼吸作用的代谢产物，当人体内活性氧过多，会对黑色素细胞造成损伤，影响其功能，黑色素合成减少，头发就会变白。

白发产生原因 4：长时间使用手机、电脑

长时间使用智能手机和电脑，脖子前倾，会对肌肉造成负担，使输送到头部的血液减少导致头皮的血流变差，头发因供血不足而变白。

判断白发能不能转黑，关键看这四大要点

观察白发部位

一般白发分布的部位多为头顶部、两鬓或弥漫性散发。两鬓白发相比于其他部位白发比较难转黑，因为两鬓的毛囊呈 45 度角倾斜，毛囊比较浅，容易因供氧供血不足而产生白发。

观察白发颜色变化

由黑变白的进度表，看看你到哪一步了。

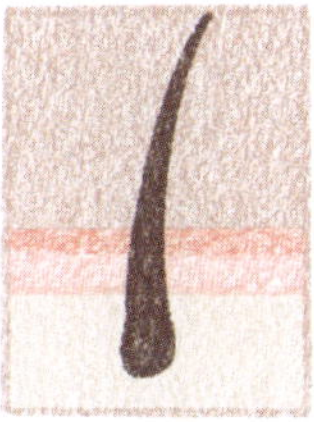

头发呈褐色

除了天生褐色头发外，
为初期色素消失
5 年左右变白

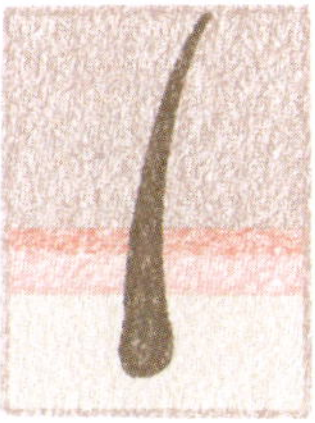

头发呈棕色

白发迹象明显
2~3 年变白

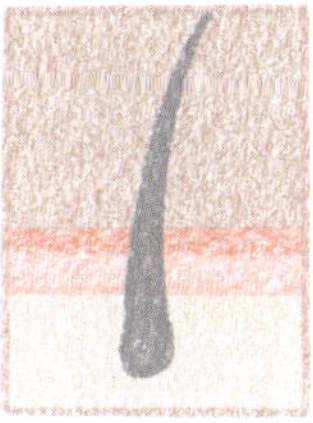

头发呈灰色

再不改善就会变白
1 年内变白

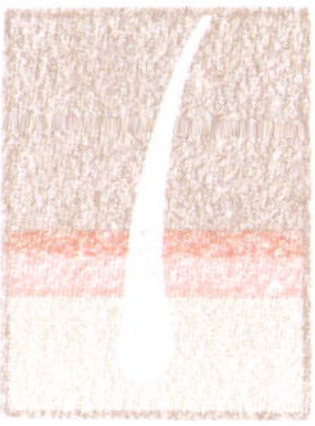

头发实心白

及时护理调养
还有重长黑发的
机会

观察白发数量

1 轻微发展：白发不超过 5%

这可能是由于偶尔的生活压力、情绪波动或营养不均衡等因素引起，白发发展处于较轻微的阶段。

2 中度发展：占头部毛发总量的 5%～20%

这表明白发发展已经到了中度阶段，可能与长期的不良生活习惯、身体处于亚健康状态等因素有关。

3 重度发展：占头部毛发总量的 20%～50%

此时可能是身体内部出现了较为严重的问题，如内分泌紊乱、气血不足等，导致黑色素细胞功能严重受损。

4 极重度发展：超过头部毛发总量的 50%

这意味着白发发展到了极重度阶段，黑色素细胞的功能可能已经严重衰退，要使白发大量转黑难度较大，需要从整体上对身体进行长期的调理和治疗，同时配合外部的护理措施。

观察头皮颜色

轻度白发：头皮呈淡粉色，没有明显的色素沉着变化。此时白发数量较少，对头皮的整体外观影响不大。

中度白发：头皮可能会出现轻微的色素减退，颜色比正常头皮略浅，呈现出较淡的粉色或灰白色调。此时白发数量增多，毛囊中的黑色素细胞功能逐渐下降，导致头皮颜色有一定改变。

重度白发：头皮颜色会明显变浅，接近白色或呈现出苍白色。此时大量的毛囊不再产生黑色素，头皮的色素含量大幅减少，使得头皮颜色显著变浅。

不过，头皮颜色还会受到遗传、健康状况、日晒等多种因素的影响，所以需要结合其他因素综合评估。

预防白发，试试这些方法

按摩头皮——让血液流通更顺畅

拿五经是一种通过按压头部特定穴位来疏通经脉的方法，可以清利头目，改善头部血液循环，防治白发。

具体操作步骤如下。

1 准备姿势

将五指微微张开呈鹰爪状，指尖立起。将中指指腹置于前发际的中央处，五指分别置于督脉、膀胱经、胆经的循行路线上。

督脉： 位于头部正中线，从前发际至后头部颅底。

膀胱经： 位于头部正中与额角连线内 1/3 处。

胆经： 位于头部正中与额角连线外 1/3 处。

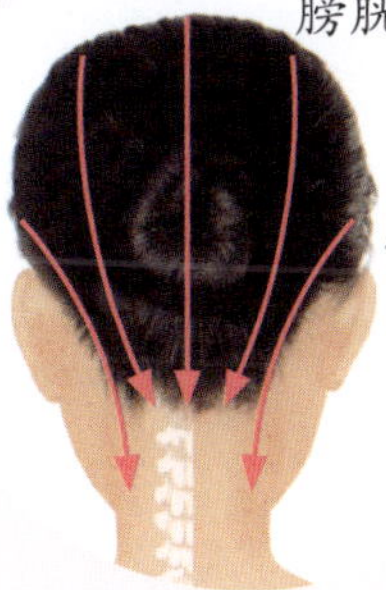

2 按压穴位

五指指尖垂直向下用力点按，以出现明显的酸胀感为度，持续 5～10 秒。然后逐渐将指尖向上移动，每次移动约 1 厘米的距离，边移动边继续用力点按，直至双手拿捏至后颈部风池、天柱、颈百劳穴等部位。

3 重复操作

按照如上的操作反复进行，从发际由前向后依次按至颈后部，循环 10～15 次。

这种按摩方法可以有效促进头部血液流通，缓解疲劳和不适，预防白发增多。

减压保持好心情——造就好发质

压力过大会引起发根部位黑色素细胞消耗过快，从而导致白发明显增加。

4 个方法帮你减压

生活习惯调整	• **规律作息：** 每天保证 7～8 小时的高质量睡眠，有利于身体各器官的修复和内分泌的稳定，减少因熬夜、生物钟紊乱导致的白发产生 • **适度运动：** 每周进行至少 150 分钟的中等强度有氧运动，如快走、慢跑、游泳等，或者 75 分钟的高强度有氧运动，如跳绳、有氧操等。运动能促进血液循环，增强身体机能，缓解压力
心理调节	• **冥想放松：** 每天花 15～30 分钟进行冥想，找一个安静舒适的地方坐下或躺下，专注于呼吸，排除杂念，让身心得到深度放松 • **情绪表达：** 与亲朋好友分享自己的感受和困扰，也可以通过写日记、绘画等方式将内心的情绪表达出来，避免压力和负面情绪的积压
兴趣爱好培养	• **音乐疗法：** 聆听舒缓、愉悦的音乐，如古典音乐、轻音乐等，每天听 30 分钟以上，能舒缓神经，放松心情。也可以学习一种乐器，在演奏过程中享受音乐带来的宁静和快乐 • **园艺活动：** 种植花草，每天花些时间照料它们，观察植物的生长变化，感受大自然的生命力，能让人心情愉悦，减轻压力
环境优化	• **打造舒适空间：** 整理和布置自己的居住和工作空间，保持整洁、温馨、舒适，可适当摆放一些绿植和喜欢的装饰品，营造一个能让人放松的环境 • **接触自然：** 定期到户外公园、郊外等地方散步，呼吸新鲜空气，欣赏自然景色，每天至少户外活动 1 小时，有助于缓解压力，改善心情

睡眠充足——预防白发快速增长

睡眠不规律或不足会扰乱人体节律，影响血液循环，使得毛母细胞功能衰退、黑色素细胞功能减弱，从而导致白发增多。

如何快速入睡

下面介绍 3 种睡前放松的方法，总有一款适合你！

1 深度肌肉放松法

- 握紧拳头，然后放松；
- 提肩，并逐渐贴近耳朵，然后放松；
- 收紧额头的肌肉，然后放松；
- 收紧腹肌，然后放松；
- 向前伸展双腿，脚趾朝上，然后放松。

关注每组肌群从紧张到放松的感觉。每组做“收紧—放松”2 次，然后转到下一组肌群。

2 定速深呼吸法

平躺，一只手放在胸部，另一只手放在腹部，用鼻子慢慢吸气，吸气时腹部会慢慢鼓出，把肚子想象成一只充气的气球。然后慢慢地吐气，使腹部慢慢瘪下去。根据需要重复多次。

这种缓慢的深呼吸有助于减轻压力，改善睡眠。

3 冥想法

找一个舒适的地方，闭上眼睛，想象自己正坐在码头边、沙滩上、后院的吊床上，或在一个温和的冬日出门散步，也可以想象自己身处某个度假胜地。试着把注意力放在想象的气味、景物和声音上，一旦感觉不那么放松，可以随意对想象的内容做出调整，使自己再次完全放松下来。

补对 4 种营养素——促进黑色素生成，防治白发

铜、铁 合成 黑色素	铜、铁是合成黑色素的重要原料，当身体缺乏这两种微量元素时，头发就会从黑变白	补充途径 木耳、动物肝脏、红肉、芝麻、坚果等
碘 促进毛 发生长	• 碘元素能促进毛发生长 • 碘元素缺乏有可能导致头发毛囊功能下降，当头发的毛囊功能异常，就算有足够的营养供给，也很难维持乌黑的发色	补充途径 碘盐、紫菜、海带等
蛋白质 头发的 原材料	• 蛋白质是头发的主要原材料之一，能够帮助人体合成充足的角蛋白 • 蛋白质缺乏除了会使白发增多，还可能导致头发发黄、分叉、干枯甚至脱发	补充途径 鸡蛋、牛奶、鱼肉、牛肉等
B 族 维生素 促进毛囊 细胞健康	• 在 B 族维生素中，维生素 B_2、维生素 B_6、维生素 B_{12} 都对改善白发有很大帮助 • 长期素食，或者受到糖尿病等疾病影响缺乏 B 族维生素，可能导致黑色素合成过少，从而出现白发	补充途径 谷类、豆类、肉蛋奶等

不同人群辨证调理，白发变黑

中年男女肝郁生白发，疏肝解郁、滋养头发

中年男女容易因肝郁导致白发增多，肝郁的原因是情志不畅。

主要症状

1. 胸胁、乳房胀痛。
2. 情绪焦虑或抑郁。
3. 食少纳呆、月经不调。

主要诱因

1. 长期情绪压抑。
2. 睡眠不足、缺乏运动。
3. 饮食不规律，过食辛辣油腻。

调理方式

中医认为肝主疏泄，可疏通全身气机，肝郁日久还会影响脾胃功能。因此，饮食调养以养肝疏肝健脾为原则。

具有疏肝理气作用的食物

橙子、茴香、玫瑰花等。

具有补血养肝作用的食物

芝麻、红枣、桂圆、阿胶、乌鸡、动物肝脏等。

具有益气健脾作用的食物

山药、莲子肉、红枣、鲫鱼、鲢鱼、猪肚等。

推荐药膳1 沙参佛手粥

材料 沙参、山药、莲子、佛手各20克，大米50克。

做法

1 山药洗净去皮，切小片，与莲子、沙参一起泡透，再加入其他材料。

2 加水用大火煮沸后，再用小火熬成粥即可。

功效 益气养阴，理气健脾。

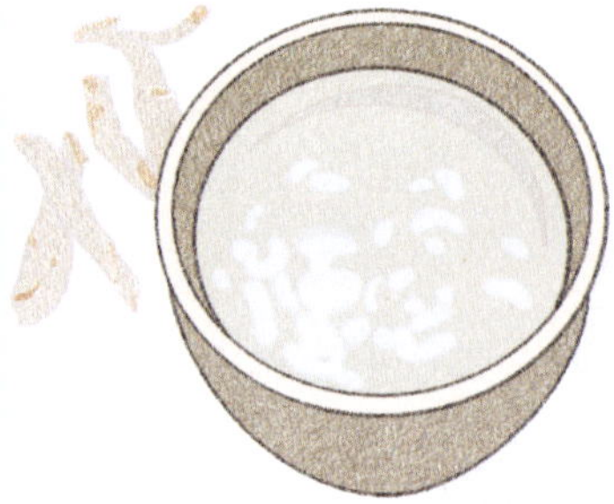

推荐药膳2 二花理气茶

材料 月季花、玫瑰花各9克（干品），红茶3克。

做法 月季花、玫瑰花、红茶洗去浮尘，研成粗末，用沸水冲泡10分钟。温饮，每日1剂，连服数日。

功效 疏肝解郁。

注：女子可在月经前10天服用。

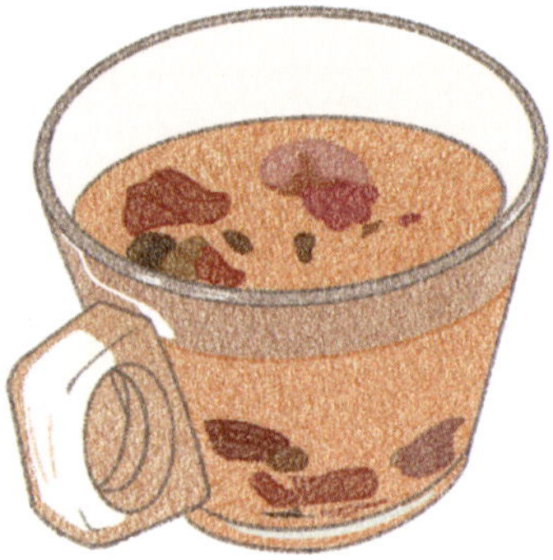

推荐药膳3 枸杞黄精炖白鸽

材料 枸杞子、黄精各50克，白鸽1只。

调料 盐、料酒各适量。

做法

1 将白鸽治净，与枸杞子、黄精共置砂锅中。

2 加水大火煮开，撇去浮沫，改小火煨60分钟，加料酒、盐，再煮片刻即可。

功效 补肝肾，益精血。

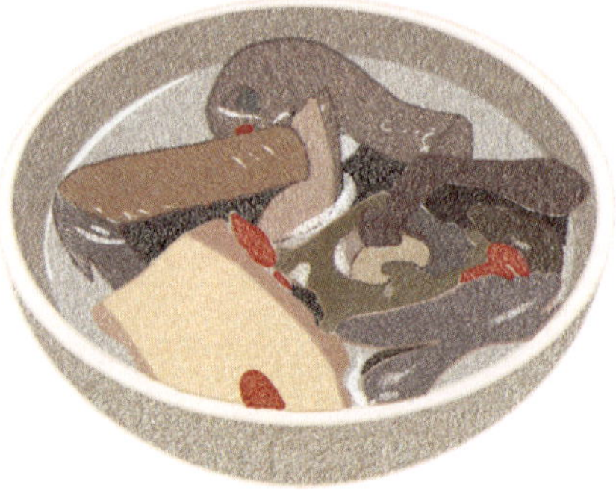

推荐药膳 4 猪肚白术汤

材料 猪肚1个，白术60克，煨姜45克，胡椒15克。

调料 盐适量。

做法

1 将猪肚洗净，去油脂，放入沸水中焯后去水，沥干备用。
2 将白术、煨姜、胡椒放入猪肚内缝合，猪肚外用针刺小孔，放入清水中，大火煮沸，转小火煮2小时，放入盐调味即可。
3 捞出猪肚，切块，喝汤吃猪肚。

功效 温中散寒，补脾益气。

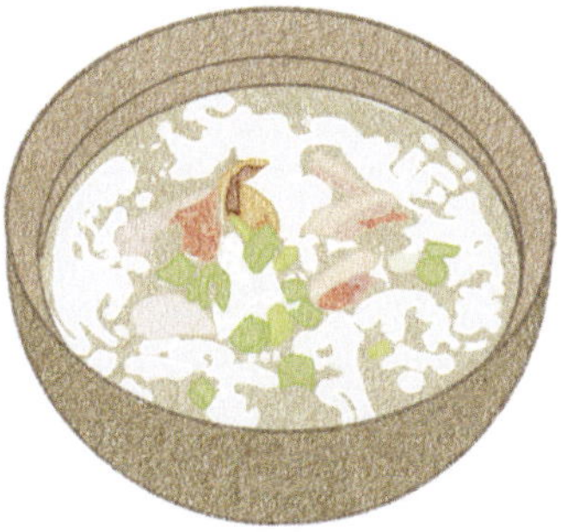

推荐药膳 5 生地天冬猪肝汤

材料 生地黄50克，天冬25克，鲜菊花10朵，陈皮1个，猪肝、猪瘦肉各150克。

做法

1 将生地黄、天冬、鲜菊花、陈皮洗去浮尘；猪肝和猪瘦肉洗净、切片。
2 锅热放油，将猪肝片和猪瘦肉片放入锅中炒一下，然后加适量清水，放入生地黄、天冬、鲜菊花、陈皮，炖煮15分钟即可。

功效 清润可口，有理气疏肝的功效。

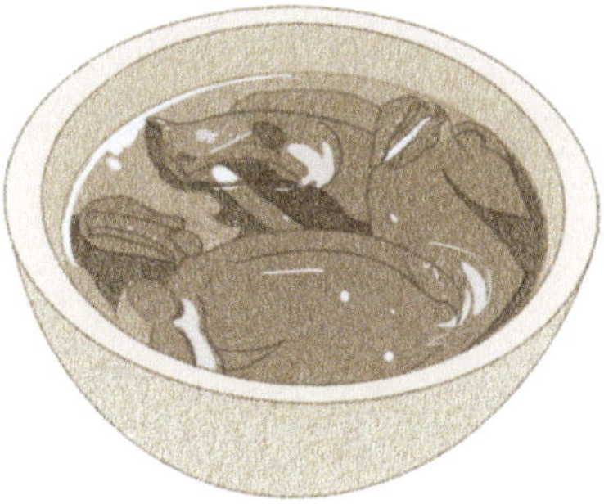

推荐药膳 6 白萝卜粥

材料 新鲜白萝卜100克，大米50克。

做法

1 将新鲜白萝卜去皮，洗净切碎；大米洗净。
2 白萝卜碎和大米放入锅中，加适量清水，煮20分钟即可。

功效 有顺气、补虚、消食等功效。

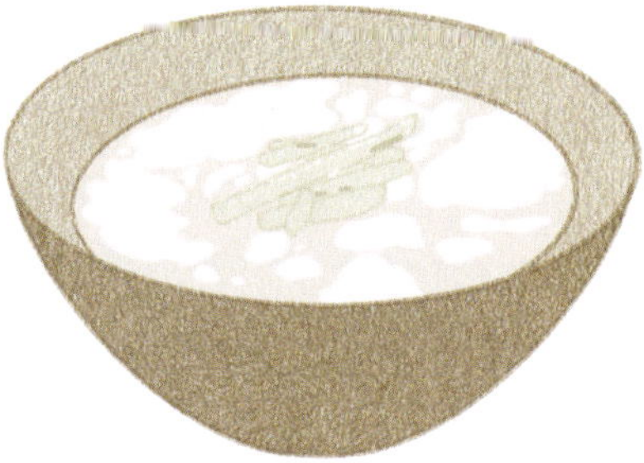

每天敲一敲胆经，缓解肝郁、排出身体毒素

敲胆经可以疏肝解郁，有助于白发转黑。

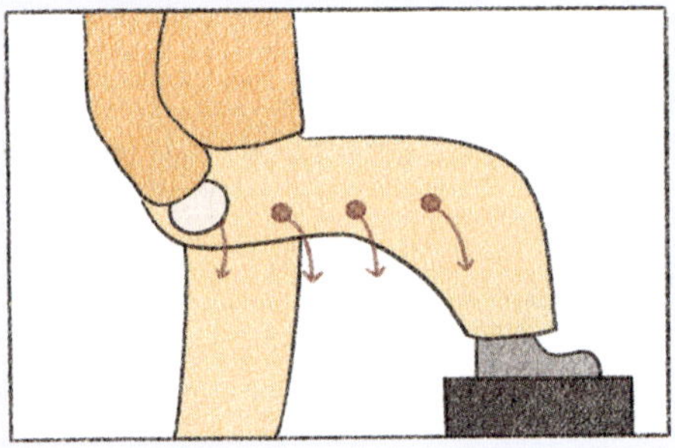

敲胆经

位置：在大腿外侧成一条线。

方法：手握空拳沿胆经用力敲打大腿外侧，每敲打 4 下算 1 次，每天敲左右大腿各 50 次。

功效：缓解肝郁。

注意事项

1. 力度：用空心拳，不需要很用力，随势向下敲打即可。刚开始敲时有酸痛感是正常的，等逐渐打通胆经就好了。

2. 时间：晚上 11 点至凌晨 1 点是胆经运行的时间，这个时候敲胆经对身体不好。尽量利用白天的时间敲胆经，每天只要几分钟即可。

敲黑板

哪些人不适合敲胆经

- 老人敲胆经不要过于频繁，否则易引起不适。
- 怀孕的人不能敲胆经，可能会对宝宝有影响。
- 如果敲胆经之后出现瘀血，应该暂停敲胆经，等瘀血消失之后再继续。

青少年血热致白发，清热去火、延缓白发增多

中青年长白发多因血热，耗伤阴血，导致头发失养而早白。

主要症状

1. 口干、流鼻血。
2. 心烦气躁、易失眠。
3. 皮肤易长斑、出红疹。
4. 月经提前或量多。

主要诱因

1. 长期情绪不稳，易焦虑或暴怒。
2. 饮食不均衡，果蔬吃得少，肉类吃太多，喜食辛辣、油腻之物。

调理方式

1. 保证充足的睡眠，养阴血。
2. 多吃蔬果，少吃易上火、耗损津液的食物，比如烧烤、火锅、油炸食品等；少吃加工食品；多喝水。
3. 培养乐观、开朗、宽容、放松的心态。
4. 多吃清肝泻热的食物，如苦瓜、番茄、绿豆、豆芽、芹菜、白菜、圆白菜、黄花菜、油菜、丝瓜、李子、青梅、山楂、柑橘等。

推荐药膳 1 绿豆汤

材料 绿豆 150 克。

做法

1 绿豆洗净，沥水后放入盆中，将烧开的水倒在绿豆上，烫 10 分钟，然后放入冰箱冷冻层 2 小时。

2 锅中放入清水，取出绿豆，倒入锅中煮 30 分钟即可。

功效 清热解毒、消暑利尿。

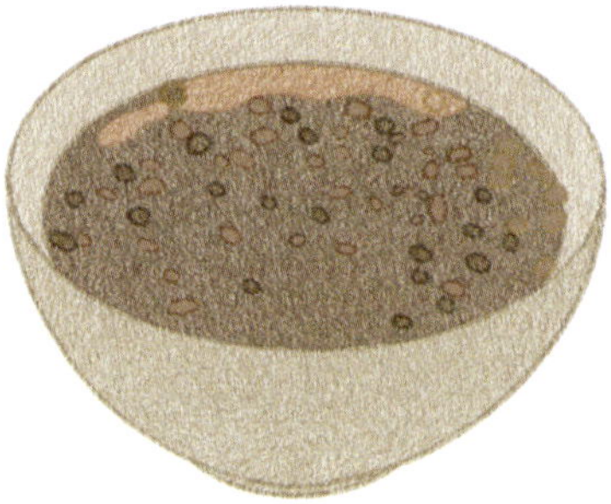

推荐药膳 2 清炖鸭汤

材料 鸭肉 200 克。

调料 姜片 10 克，葱段 5 克。

做法

1 鸭肉洗净，切块。

2 鸭肉块用沸水焯一遍后，放入砂锅内，加水、姜片、葱段，大火烧开后，改用小火熬半小时即可。

功效 清热凉血、滋阴。

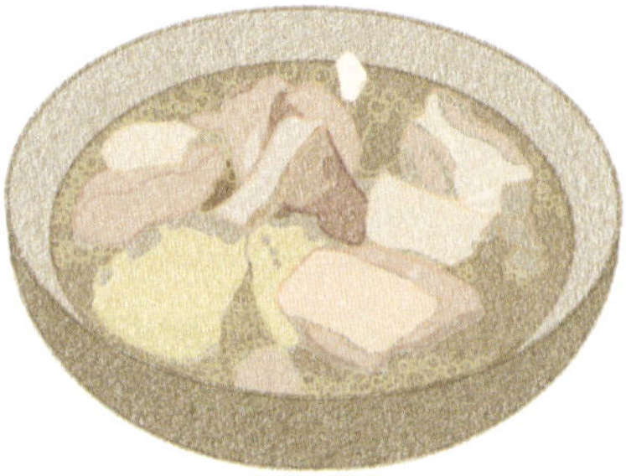

推荐药膳 3 荷塘小炒

材料 莲藕 100 克，荷兰豆、木耳、胡萝卜各 50 克。

调料 盐适量、蒜末 5 克。

做法

1 莲藕刮皮，切片；木耳提前泡发；荷兰豆洗净；胡萝卜洗净，切成菱形片。

2 锅内加入水烧开，将上述食材分别焯水，捞出，沥干待用。

3 锅热放油，下入蒜末爆香，再下入焯水后的食材和盐翻炒几下即可。

功效 润燥去火。

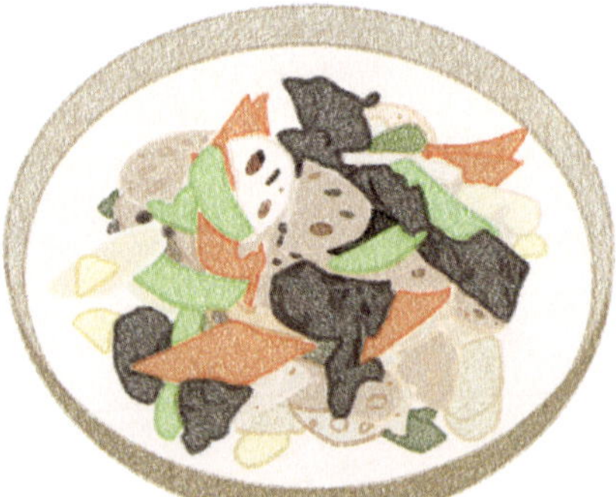

推荐药膳 4 三花茶

材料 金银花、菊花各 10 克，茉莉花 3 克。

做法 将上述食材洗去浮尘，加入沸水泡茶饮用即可。

功效 清热解毒。

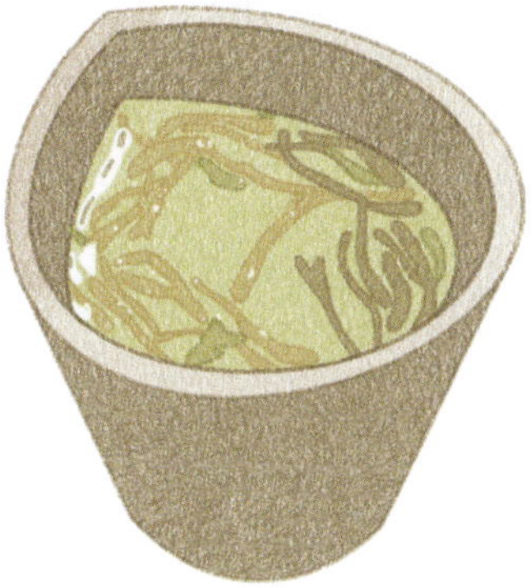

推荐药膳 5 凉拌马齿苋

材料 马齿苋 200 克。

调料 盐、香油各适量。

做法

1 马齿苋洗净，切段，焯水后捞出沥干。

2 加入盐和香油，拌匀即可。

功效 清热解毒，缓解少白头。

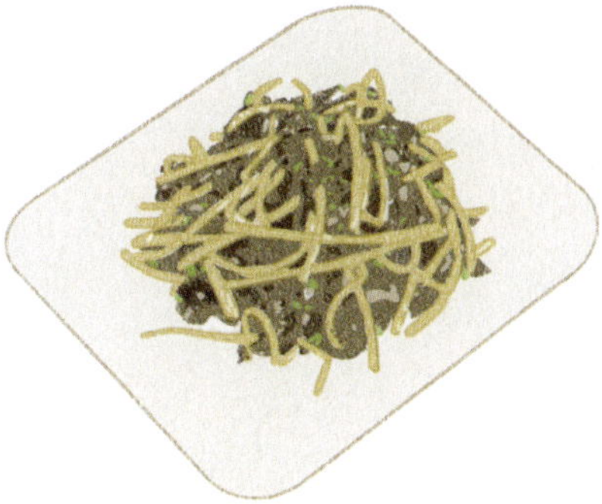

推荐药膳 6 生地桑葚煲鲍鱼

材料 生地黄 15 克，桑葚 30 克，新鲜鲍鱼 4～5 只，红枣 2 颗。

调料 姜片、盐各少许。

做法

1 先将新鲜鲍鱼治净，备用；红枣去核。生地黄、桑葚、红枣分别用清水洗净。

2 煲内加入适量清水，大火烧沸，放入全部材料和姜片，煮沸后改用中火继续煲 1.5 小时，加盐调味即可。

功效 清热凉血，滋阴补肾。

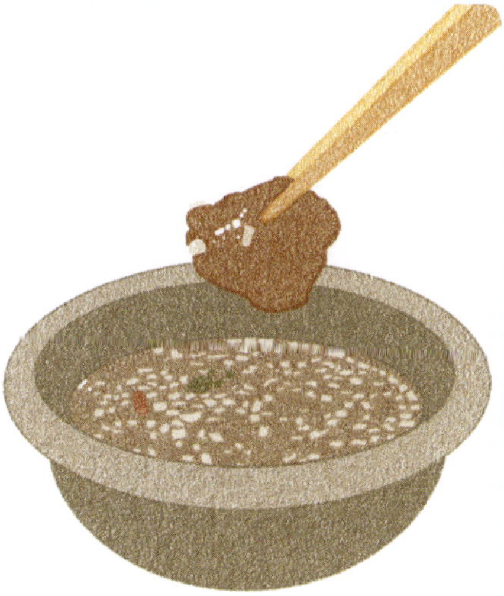

经常按摩这两个穴位，减少白发

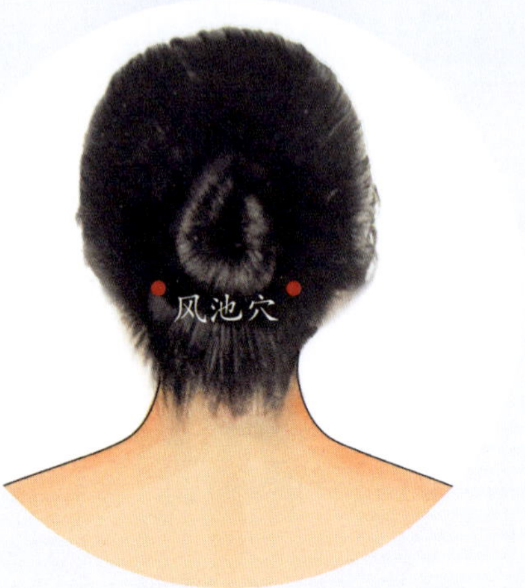

风池穴

取穴：双手掌心贴住耳朵，十指自然张开抱头，拇指往上推，在颈部与发际的交接线有一个凹陷处即是。

方法：每天顺时针与逆时针交替按揉风池穴 5 分钟。

功效：经常按摩风池穴，可以改善气血不足、气滞血瘀，从而达到滋养头发、乌发固发的目的。

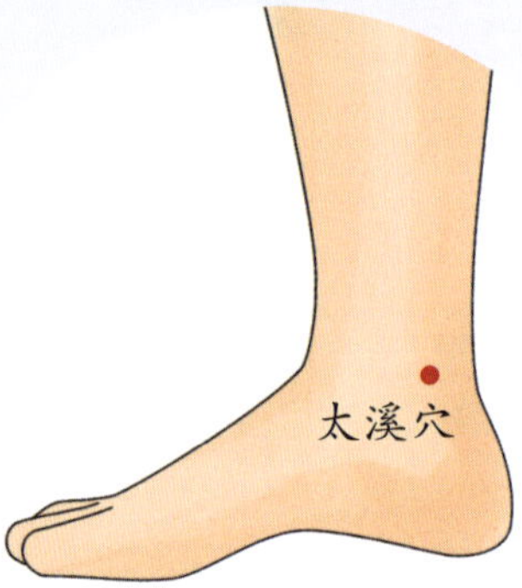

太溪穴

取穴：从足内踝推至跟腱的凹陷处。

方法：大拇指指腹按住太溪穴，力度由弱变强，逐渐用力深按，保持 5~6 秒，然后松开。一压一松为一个循环，每次按压 5~10 分钟。

功效：可滋补肾阴，缓解肾阴虚导致的头发早白。

敲黑板

随时梳头 100 下

老祖宗留给我们一个很简单的方法来预防白头发。在《诸病源候论》中提到："千过梳头，头不白。"方法很简单，就是勤梳头，从前额开始，一直梳到后颈部，长期坚持有利于白发变黑。

产后气血亏虚长白发，补气养血、助白发变黑

女性产后容易气血亏虚，而“发为血之余”，所以产后易脱发、长白发。

主要症状

血虚

面色萎黄苍白，唇爪淡白，头晕乏力，眼花心悸，失眠多梦，大便干燥，月经后期、量少色淡，舌质淡、苔滑少津，脉细弱等。

气虚

少气懒言、全身疲倦乏力、声音低沉，动则气短、易出汗，头晕心悸，面色萎黄，食欲不振，虚热，自汗，脱肛，子宫下垂，舌淡而胖、舌边有齿痕，脉弱等。

主要诱因

1. 长期肾精不足。
2. 思虑过度。
3. 经常熬夜。
4. 饮食不佳。

调理方式

血虚

常吃乌骨鸡、黑芝麻、桂圆、鸡肉、猪血、猪肝、红糖等。

气虚

常吃牛肉、鸡肉、猪肉、糯米、大豆、白扁豆、红枣、鲫鱼、鲤鱼、鹌鹑、鳝鱼、虾、蘑菇等。

推荐药膳 1 桂圆莲子木耳乌鸡汤

材料 桂圆干 10 克，去心莲子 20 克，干木耳 5 克，乌鸡 1 只。

调料 葱段、姜片、盐各适量。

做法

1 干木耳泡发；桂圆干、莲子洗净；乌鸡治净，切块。

2 取砂锅，将切块的乌鸡放入砂锅内，加入桂圆、莲子、葱段、姜片和适量水炖煮。

3 水开后 20 分钟加入木耳，继续炖煮至鸡肉软烂，加适量盐调味即可。

功效 乌鸡是非常好的补气血食材，加上补气养血的桂圆、清热降火的莲子，非常适合气血亏虚的人。

推荐药膳 2 当归黄芪羊肉汤

材料 当归、黄芪各 10 克，羊肉 500 克。

调料 葱段、姜片、盐各适量。

做法

1 羊肉洗净切块，焯水；将当归和黄芪洗干净，用纱布包好。

2 将羊肉、葱姜和药包一同放入砂锅内，加适量水，大火煮沸后转小火炖煮 1 小时左右，羊肉软烂后加适量盐即可。

功效 当归和黄芪都是非常好的补气血的药材，再加上温补的羊肉，非常适合气血虚弱的产妇。

推荐药膳 3 红枣山药小米粥

材料 红枣 6 颗，小米 200 克，山药半根。

做法

1 山药洗净，去皮，切块；红枣、小米洗净。

2 把所有食材放入锅中，加水煮成粥即可。

功效 有补气血作用，有助于产后妈妈的身体恢复。

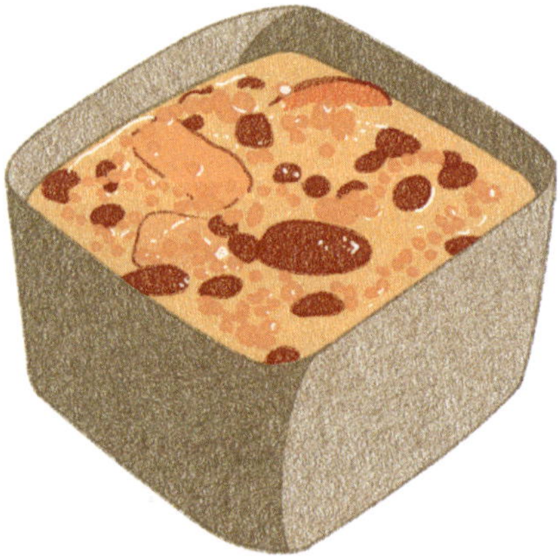

推荐药膳 4 五红汤

材料 红豆、红皮花生各 50 克，红枣 5 颗，枸杞子 20 克。

调料 红糖适量。

做法

1 所有食材洗去浮尘，备用。

2 红枣去核、切小块；花生、红豆、枸杞子洗净，花生和红豆提前泡发。

3 锅中加清水放入红豆、花生、红枣，大火烧开后，加入枸杞子，改小火，煮 1 小时，加入红糖即可。

功效 补气养血，非常适合贫血和气虚者。

推荐药膳 5 桂圆人参瘦肉汤

材料 桂圆肉 30 克，人参、枸杞子各 10 克，瘦猪肉 50 克。

做法

1 猪肉洗净切块；桂圆肉、枸杞子洗净；人参浸润后切薄片。

2 所有材料放入炖盅内，加适量水，以大火隔水炖至肉熟即可。

功效 适合因产后气血亏虚而引起脱发者食用。

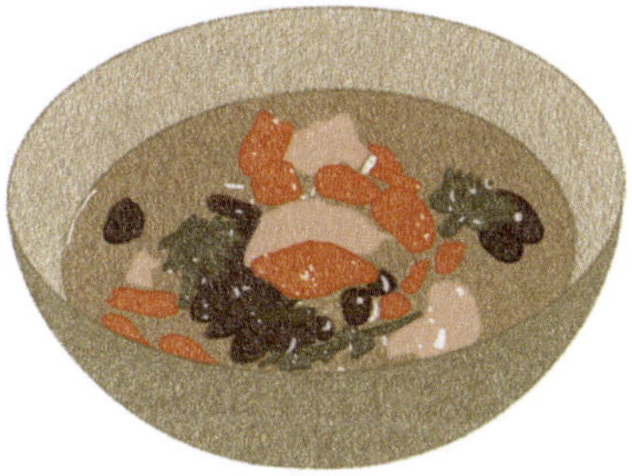

推荐药膳 6 萝卜焖牛腩

材料 牛腩、白萝卜各 500 克，陈皮 15 克。

调料 姜片 5 克，盐适量。

做法

1 牛腩洗净，切块，焯水；白萝卜洗净，切滚刀块。

2 炒锅倒油，将姜片煸炒出香味，加入牛腩、陈皮和水。大火烧开，转小火煮 1.5 小时后加入白萝卜块，加盐调味再继续煮至肉熟即可。

功效 健脾消食理气，补充营养。

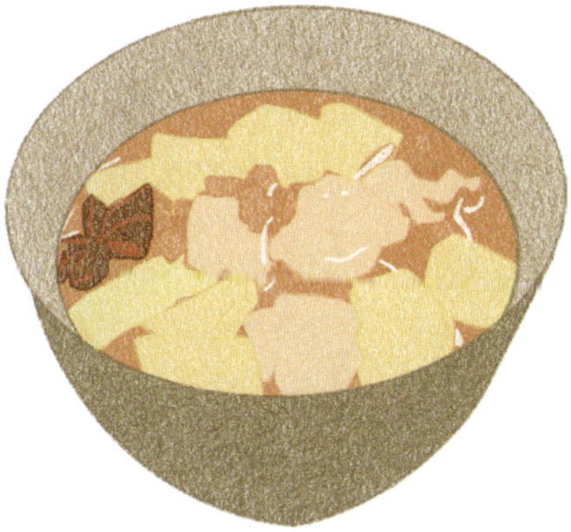

产后按摩两个地方，让头发重返乌黑

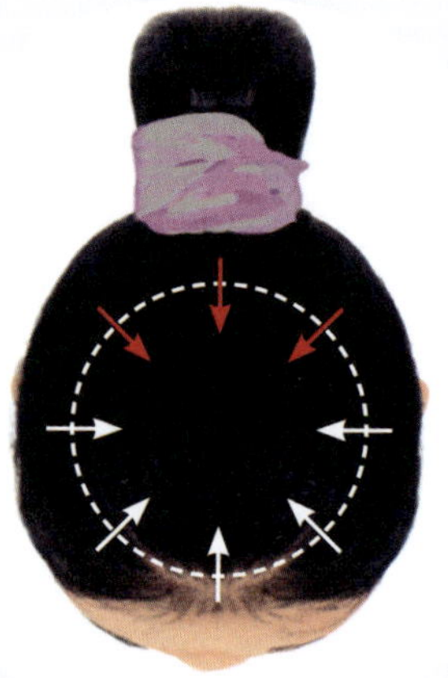

指压法按头部

位置： 头顶。

方法： 五指张开覆盖头顶，手指深深按压头部，之后指腹力量慢慢放松，待指力放松后，再重新用力按，按到头部不痛或是痛感减轻为止。

功效： 按摩头部能促进头皮的气血循环，不但能够活化毛囊细胞，使头发获得营养，还能在一定程度上缓解头晕、头痛、头胀等不适。

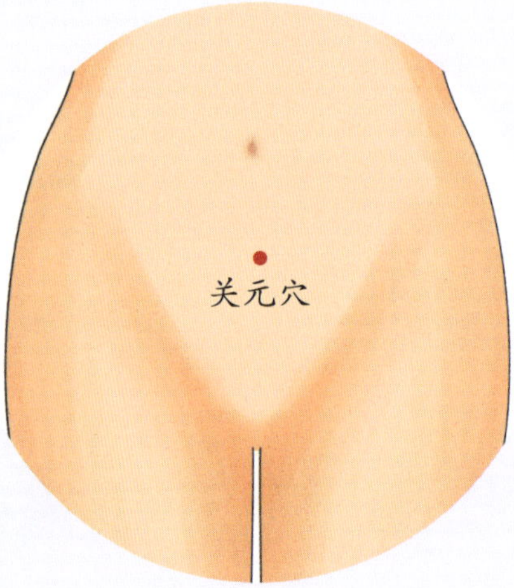

指压法按关元穴

取穴： 位于下腹部，脐中下 3 寸，前正中线上。

方法： 按压时四指贴住腹部，打开虎口，大拇指指腹用力往下按压关元穴，指力劲道深入 2~3 厘米之后，指腹力量稍微呈“之”字形点一下，停留 7~8 秒后慢慢放松。待指力放松后再开始按，按到不痛或痛感减轻为止。

功效： 按摩这个穴位能刺激黑色素生成改善白发。

中老年人肾虚型白发，滋补肾精、促进头发生长

中老年人容易肾精不足，导致头发因失养而变白。

主要症状

1. 眩晕耳鸣，腰膝酸软，性功能减退。男子精少、遗精频作；女子提前停经、过早衰老，神疲健忘。
2. 昼尿频多、尿后余沥不净、夜尿清长、小便失禁。

主要诱因

1. 过度劳累、长期熬夜、房事不节等，会损伤人体的肾精，导致白发。
2. 随着年龄的增长，人体的肾气自然衰退，肾精不足以滋养头发，就会导致头发变白。
3. 长期患有慢性疾病，如心血管疾病、呼吸系统疾病等，身体长期处于虚弱状态，累及肾脏，导致肾虚，进而影响头发的营养供应，使头发变白。

调理方式

1. 节欲，戒房事。
2. 养成早睡的作息习惯。
3. 避免过度劳累，注意休息。
4. 常吃补肾填精的食物，如枸杞子、山药、黑芝麻、核桃等。

推荐药膳 1 黑米红枣粥

材料 黑米 50 克，红枣 6 颗，枸杞子 20 克。

做法

1 黑米、红枣、枸杞子洗净。

2 将上述食材放入锅中加水煮成粥即可。

功效 滋阴补肾、明目乌发。

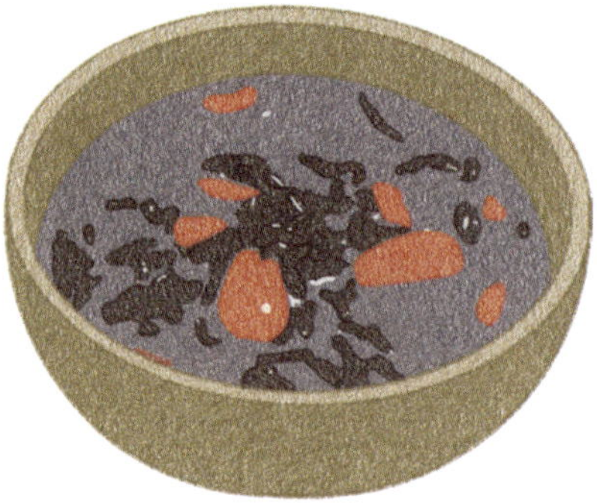

推荐药膳 2 核桃枸杞杂粮粥

材料 黑豆 30 克，黑芝麻 5 克，黑米 50 克，核桃仁 4 颗，枸杞子、小米各 10 克。

做法

1 黑米、黑豆、小米分别洗净，用清水浸泡一晚；黑芝麻、枸杞子洗净。

2 将黑芝麻、核桃仁、枸杞子、黑豆、黑米、小米倒入锅里，加入适量清水，大火烧开后，改为小火焖 1 小时，等到黑豆熟软、粥变浓稠即可。

功效 具有滋补肝肾、健脾开胃、润肠通便的作用。

推荐药膳 3 猪肾黄瓜汤

材料 猪肾 100 克，黄瓜 80 克。

调料 生姜片、葱花、料酒、盐、胡椒粉各适量。

做法

1 将猪肾洗净，切薄片，加入料酒、生姜片，腌制 15 分钟。黄瓜洗净，切片。

2 锅热放油，爆香葱花，放猪肾片炒至变色，加入适量清水，煮 20 分钟后放黄瓜煮 5 分钟，加盐、胡椒粉调味即可。

功效 补肾气，对于因肾虚及营养不足引起的白发有一定的食疗功效。

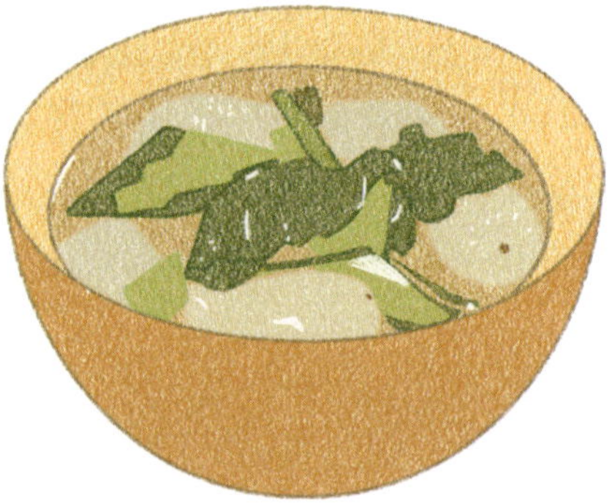

推荐药膳 4 黑豆鲫鱼汤

材料 鲫鱼1条，黑豆50克，豆腐150克。

调料 姜块10克，盐适量。

做法

1 将鲫鱼治净待用；豆腐切块。

2 砂锅中加水放入鲫鱼、黑豆、豆腐和姜块，先用大火煮沸，再用小火炖至鱼骨脱落，加盐调味即可。

功效 补肝益肾，滋阴养血，乌发黑须。

推荐药膳 5 首乌黑豆乌鸡汤

材料 制首乌15克，黑豆50克，乌鸡半只，枸杞子10克，红枣3颗。

调料 盐适量。

做法

1 将乌鸡治净后下锅焯水，制首乌提前泡一晚，黑豆泡涨，其他材料洗净。

2 将所有材料放入锅中加水煮2小时后，加盐调味即可。

功效 具有滋阴养血、补益肝肾的作用，适合调理肾虚导致的白发。

推荐药膳 6 桑葚养发茶

材料 桑葚干品6克，女贞子干品、旱莲草干品各3克。

做法 将所有材料洗净，一起放入杯中，冲入沸水，盖盖闷泡约8分钟后即可饮用。

功效 能益肾补血，使头发乌黑亮丽。

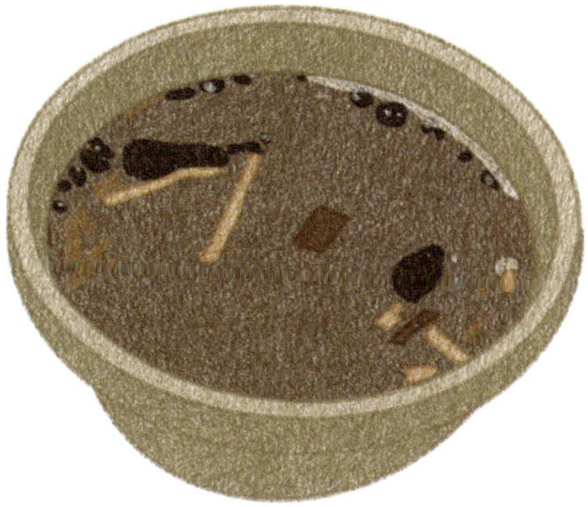

常按补肾穴，养出“不老肾”

肾俞穴

取穴：在腰部，第 2 腰椎棘突下，后正中线旁开 1.5 寸处。

方法：坐位，手掌对搓直到掌心发热，然后轻轻贴在后背腰部，上下按摩肾俞穴，直到有热感为止。每次按摩 100 次，早晚各一遍。

功效：可补肾益精。

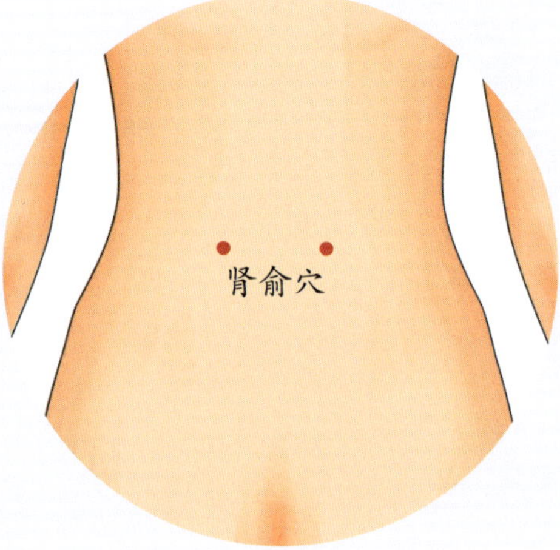

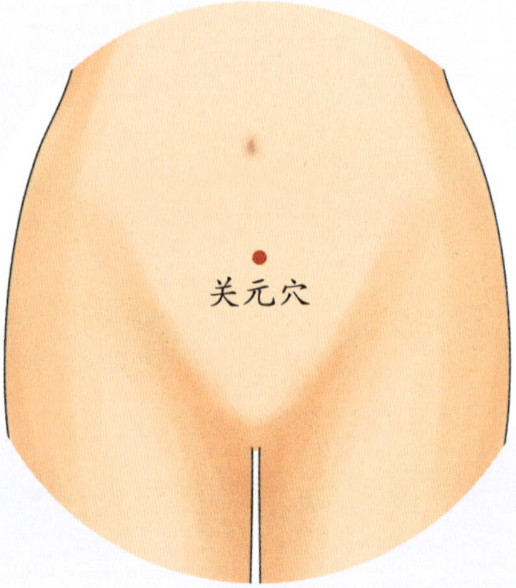

关元穴

取穴：在下腹部，前正中线上，肚脐下 3 寸处。

方法：以关元为圆心，手掌以逆时针及顺时针方向分别按摩腹部 3~5 分钟，再随呼吸按压关元穴 3 分钟，以局部有酸胀感为宜。

功效：可补肾培元、温阳固脱。

白发染发指南，让你瞬间年轻 10 岁

白发染发前后七大关键原则，有效维持发色

白发染发比黑发染发困难，因为白发不易上色，就算成功染色，后续也容易脱色，难以维持。若要染发持久不掉色，要注意以下七大原则。

原则 1 染发前避免洗头

染发前一天建议不要洗头，以保留头皮自然分泌的油脂，帮助隔离染剂并保护头皮，降低敏感反应，还能避免染发后的头皮干痒问题。

原则 2 选用乳霜剂型染发剂

染发时若希望有效上色，可选用染色效果较佳的乳霜剂型染发剂，它能紧密附着于发丝上，连难以染上颜色的发根处也能彻底上色。

原则 3 染发前先进行过敏测试

每次染发前 48 小时先进行皮肤敏感测试，避免染发时头皮出现过敏反应。将染剂涂抹在手臂内侧，确认无红肿、疼痛、瘙痒或起疹等过敏反应，再进行染发。

原则 4 善用凡士林隔绝染发剂刺激

染发前，可先在发际、耳朵或脖子等处涂抹凡士林，借油脂隔离染发剂与皮肤的接触，减少对皮肤及头皮的刺激，也可避免染发剂弄脏皮肤。

原则 5 使用保鲜膜包覆

由于白发不容易上色，涂上染发剂后可使用保鲜膜包住头发，利用温度升高让头发鳞状表层打开，使染发剂渗透发丝，有助于上色。

原则 6 依照使用说明书中的停留时间操作

染发剂停留时间太短，可能会因为着色不完全而影响染发效果。建议白发染发时，依照使用说明书上的染色剂停留时间进行操作，以免造成头皮负担、发质受损或无效染发。

原则 7 选用添加减缓褪色配方的染发剂

选择具有减缓褪色配方的染发剂，有助于抑制染发剂流失脱色。

3 个白发补染的小技巧

白发补染时，若希望头发可以顺利上色，除了选用添加减缓褪色配方的染发剂外，染发后也要注重头发养护。以下 3 个补染小技巧，有助于让发色保持在最佳状态。

技巧 1 染发后用温水洗发

染发后应避免使用热水洗发，以免头发的鳞状表层过度打开，让渗透发丝深层的染发剂流失，导致加快掉色而出现发色不均匀。

技巧 2 染发前梳顺头发

染发前需将头发梳顺。在染发的过程中头发也需保持发质柔顺，让白发能顺利且完整地被染色剂覆盖，才能使头发均匀上色。

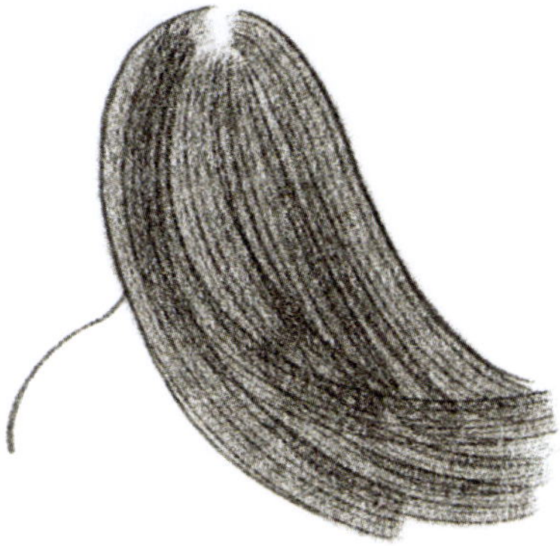

技巧 3 用发膜隔绝不需要染发的部分

局部补染前，可以将不需要染发的地方用发膜包住，这样既能形成保护膜，又能避免染到不需要染的头发，造成浪费。

哪些白发属于正常的衰老现象

随着年龄的增长，身体各组织器官的功能日益衰退，毛母色素细胞的生长逐渐减慢或停止，头发的颜色也逐渐由黑变灰，进而变白。一般人体从 60 岁开始进入年老状态，各器官和身体功能衰退，开始出现白发。这时的白发是正常的衰老现象，如果过早出现白发，就有可能是病理性原因导致的。

经常吃一些乌发的食物，为什么白发却从未好转

当毛囊的营养供给不足，毛母色素细胞无法正常生成黑色素，白发就会出现，此时毛囊已经受损，单纯靠食疗调理很难达到效果，需要通过药物治疗来激活病变的毛母细胞，促进黑色素的生长，才能实现由白转黑。

为什么很多人都觉得白发越拔越多

因为白发进程一旦开启，一般不会只有一根，但这些白发并不是同时出现。当你把已有的白发拔掉时，周围其他的头发也正在变白，随着时间的推移，这些后长出的白发会一一显现，给人一种白发越拔越多的假象。

所以，拔掉白发并没有那么可怕。只是，经常拔头发容易引起毛囊炎，因此，就算白发不会越拔越多，也不建议随便拔掉。

第六章

头发毛糙易折、不好打理，染烫发爱好者看过来

染发和烫发，哪个更“伤头发”

为什么染烫会伤害头发

头发的结构由外而内分为表皮鳞片层、皮质层和髓质层。

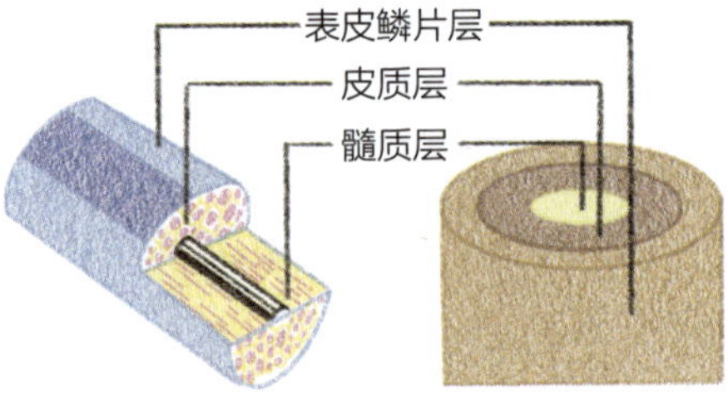

表皮层

表皮层（毛鳞片）在最外层，就像一片片鱼鳞从发根向发尾排列，主要用于保护头发免受外部刺激，毛鳞片越整齐密合，头发看起来越顺滑。染烫、暴晒、热风吹发、游泳浸泡等都会使毛鳞片处于打开状态，头发会因此变得毛糙。

皮质层

皮质层在中间层，控制着毛发的张力、弹性、卷曲度，决定了头发的粗细、颜色，也是染烫剂的重点伤害对象。

髓质层

髓质层是头发的中心部分，也是头皮毛囊为头发输送养分的重要管道，髓质萎缩会导致头发脱落。

染发和烫发是怎么损伤发质的

染发	通过氨水打开表皮层的毛鳞片，再通过双氧水的漂白作用使色素进入皮质层，从而达到改变发色的目的。这不仅会对头发造成一定损伤，如果操作不当使染发剂接触到头皮，还会损伤毛囊而导致头发干枯和脱发
烫发	用氧化剂破坏头发中的角蛋白，使头发软化，再用强碱性烫发剂改变毛鳞片结构，使头发弯曲或变直。这个过程会强行打开、闭合毛鳞片，造成发质损伤

是不是选择越贵的染烫产品，对头发伤害越小

从成分的安全性来看

染发

无论什么价格的染发剂都有这两种主要成分：一种是让头发褪色的双氧水，另一种是让染料深入头发皮质层的碱化剂（一般为氨水）。

贵的染发剂往往宣称是纯植物染发剂或者无氨染发剂。纯植物染发剂听着天然无公害，但由于植物成分复杂，有可能会有致敏性。

至于无氨染发剂，其实是用其他碱化剂替代氨水，虽然没有氨水那么难闻，但浓度过高一样会损害头发。

所以，在保证质量的前提下，如果单从安全性上来说，贵的染发剂和便宜的染发剂有差别，但不大。

烫发

无论是什么烫发剂，都会对头发造成一定损伤。因为它是利用化学药水和加热作用改变头发的蛋白结构。所以说，贵一点的烫发剂虽然成分配比可能更合理，对头发损伤更小，但对头发依然是有损伤的。

染烫发的价格贵在哪里

体验和效果

由于配方的差异，价高的染发剂可能味道不会很刺鼻，染发后头发更顺滑、没那么毛糙。

而贵的烫发，效果和持久度可能更好。

理发师技术

这是同一家理发店价位不同的核心原因。经验和技术好的理发师，对烫染剂的剂量调配和着色时间的把握更有经验，做出来的造型会更好看。

一图看懂焗油和染发的区别

焗油上色 Vs 染发上色

原理不同

焗油上色		染发上色
焗油是物理反应，通过蒸汽加温的方式，将头发毛鳞片打开，使焗油膏中的油质渗入头发，从而给头发增加营养或色素。焗油中的色素，只会渗入表皮层，不会改变头发性质	Vs	染发是通过染发剂与头发进行氧化的化学反应，来改变头发的自然色。它对头发角蛋白的破坏很大，易对头发造成损伤

作用不同

焗油上色		染发上色
焗油是一种染发护发的方法，能滋养秀发，防止头发干燥缺水，还能将头发染黑	Vs	染发只能用来改变发色，时间久了颜色褪去后，又会恢复原来的发色，发质还会变差

染发颜色不同

焗油上色		染发上色
焗油膏只能以深色为主，颜色变化单一	Vs	染发能够染出上百种颜色

受时间影响不同

焗油上色		染发上色
焗油膏不用担心时间长了会有色差，但效果只能保持几个月	Vs	染发理论上能够达到较为持久的效果，但时间长了会产生色差

染发和焗油哪个毒性大

焗油上色		染发上色
焗油膏中含有铅和汞等重金属，长期使用会随着头皮深入毛囊甚至进入血液，对人体造成伤害，导致病变	Vs	染发剂中也含有重金属，一旦进入人体，很难排出体外，时间长了蓄积在体内，会引起中毒，使人出现头昏、头痛、倦怠乏力、四肢麻木等症状

染发和焗油都是有危害的，至于哪个毒性大，并不绝对。所以无论是染发剂还是焗油膏，都不建议经常使用。

染烫发注意事项大集锦

这三类人最好不要染烫发

妊娠期女性

妊娠期女性激素变化较大，发质脆弱。另外，染烫剂里的化学物质会影响胎儿发育，可能会造成胎儿发育障碍或畸形。因此，妊娠期女性要避免染烫发。

头皮有伤口、发炎

如果头皮上有伤口或者在发炎，以及脱发严重、发质不好的人，都不建议染烫发，因为会加重情况。

对染发剂过敏

对染烫剂过敏者不要染烫发。另外，过敏体质，诸如患有荨麻疹、过敏性鼻炎等的人，也不建议染烫发。

染烫发前，需要准备什么

染烫前 2 周：头发调理	积极调理头屑、头油、头发毛糙等问题，适当调整饮食、规律作息和按摩头皮
染发前 2 天：不要洗头	可利用头发的油脂，保护头皮
染烫当天：头皮过敏试验 / 烫发测试	先对一缕头发进行烫发测试，观察头发是否出现变色、变硬、断裂等现象，决定是否更换烫发剂或推迟烫发时间

选对发色很重要，两招找到专属发色

根据肤色选发色

染发前最好先判断肤色，再去选择发色。判断肤色的标准是冷暖度，与所谓的黑皮、白皮、黄皮没有直接关系。

判断方法：看手腕内侧血管的颜色。

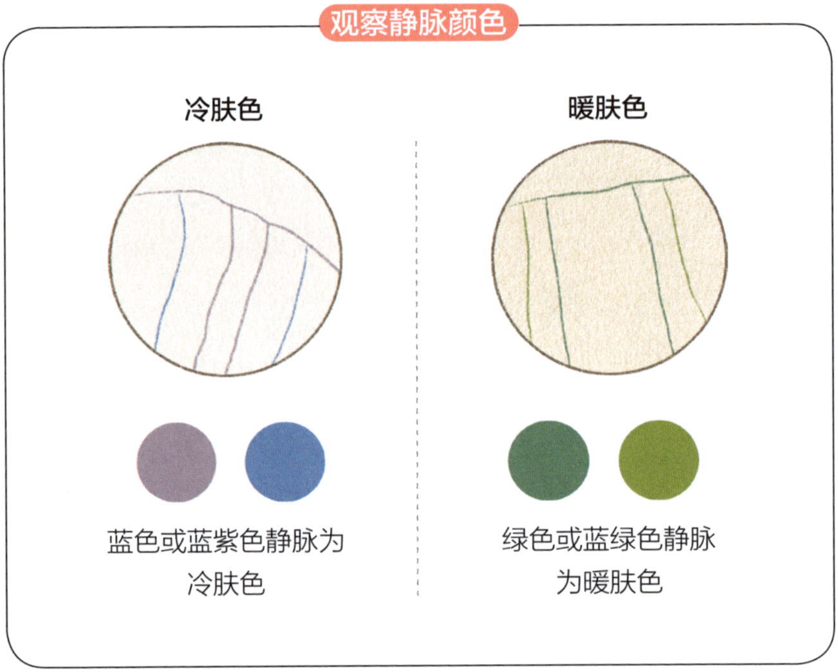

皮肤色调判断

冷色调：静脉出现蓝色或紫色

暖色调：静脉出现绿色

中性色：静脉的颜色像橄榄色

暖调肤色尽量避开灰色系，选择带红调、暖棕的颜色，贴合肤色不突兀，也更显白。

冷调肤色更适合冷色系，比如蓝、紫、灰都不错，还有一些饱和度高的金色、粉色也可以。

如果是中性肤色，基本没有什么雷区，可以放心大胆地尝试自己喜欢的发色。

看五官选深浅

鼻子高挺、眼睛深邃、五官立体存在感强或是脸部骨感明显、下颌有明显曲线的女孩选择深发色更能展现出眉眼的优势。

五官柔和、鼻梁及眉眼比较平以及脸部比较圆润的女孩更适合选择浅发色。

总体来说，深发色会让人更容易注意你的五官，浅发色则会分散一部分注意力在头发上。

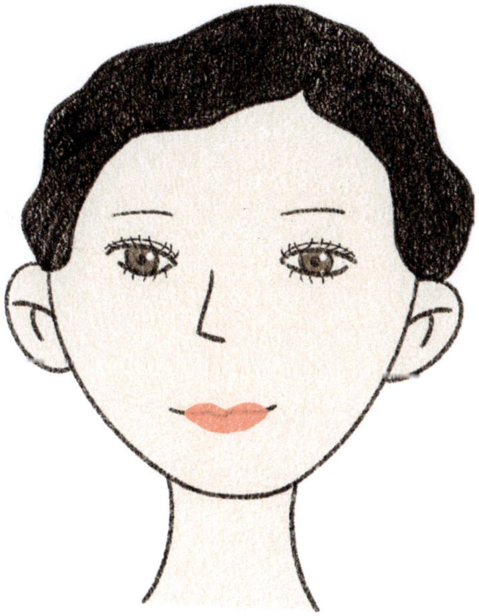

染烫发后发质受损，护理妙招送给你

染烫后 48 小时不洗头，定型持久、护发色

刚做完染烫后 48 小时内最好不要洗头，这样可以让刚做好的造型更稳定。如果做完造型当天就洗头，即使使用再昂贵的染烫剂、碰到技术再厉害的理发师，你的造型也会大打折扣。

48 小时之后，两天洗一次头为最佳，这样既不会使头皮因清洁过度而拔干，头发也不会十分油腻。

水温过高会导致色素流失，因此洗头的水温应控制在 37～40℃。

使用碱性低的洗发水

染烫后头发的毛鳞片是半开的状态，使用碱性高的洗发水会使头发干枯毛糙，洗完后要用护发素加以养护，保持头发质地柔软，蓬松光亮，增加发梢的牢固性。

护发建议

直发类	用包裹型的护理产品，可以增加头发的光泽度
卷发类	适合渗透型的护理产品，可深入头发内部，让头发更润滑

日常最好选择无硅油或者硅油含量少的护理产品，洗完头后涂抹在头发上，停留 10～15 分钟。避免直接接触头皮，否则容易堵塞毛囊，导致头发油腻。

不要用热风吹头发

染烫后的头发一般都会比较干，热风吹头会加快水分流失，要避免长期热风吹头，更不要紧贴着头皮吹。可以先用毛巾将头发擦拭到不滴水的状态，再用温档远离头皮（距离 15 厘米左右）慢慢吹。

自己在家给头发焗油，改变头发干枯、暗哑、毛糙

自己在家也可以给头发焗油，护理染烫后的头发。

DIY 焗油步骤

材料准备：发膜，护发精油，电热发帽。

1. 先将头发梳开，确保在没有打结的情况下洗头。

2. 洗头后用毛巾按干头发，不要大力擦拭，因为湿发的毛鳞片表层张开，头发非常脆弱。

3. 在头发半干状态下涂上发膜。要选用优质且具有针对性功效的发膜产品，发质是中性或油性的选择补水性发膜，受损发质要选择滋养性发膜。

4. 用电热发帽包住头发进行加热，使营养加速渗透发丝，持续 15～20 分钟，就可以用清水洗净。

5. 头发清洁后，涂上优质的护发精油产品，做进一步修护。

宽齿梳对烫发更友好，防静电、不毛糙

宽齿梳是梳齿之间间隔很大的梳子，有些人错误地认为是指梳子的齿比较宽。

用普通梳子梳头时，头发会被挤压在细细的梳齿中，产生更多的摩擦力，并且容易拉扯头发使其掉落。宽齿梳则没有这些问题，能在有效梳理头发的同时不致额外的掉发。

梳理烫发小技巧

- 头发从中间分为两部分。
- 用手指轻柔地穿过一边的头发，疏通打结的部分。
- 另一边也疏通到不打结。
- 用宽齿梳子梳理头发。
- 最后用平常的梳子梳理头发并做造型。

梳理头发的一个原则是，不要在湿发时梳理，会引起头发断裂、受损和脱发。

小提示：梳头前可以给头发上涂抹适量发乳或者发油，尤其是头发易打结难以梳通的人。

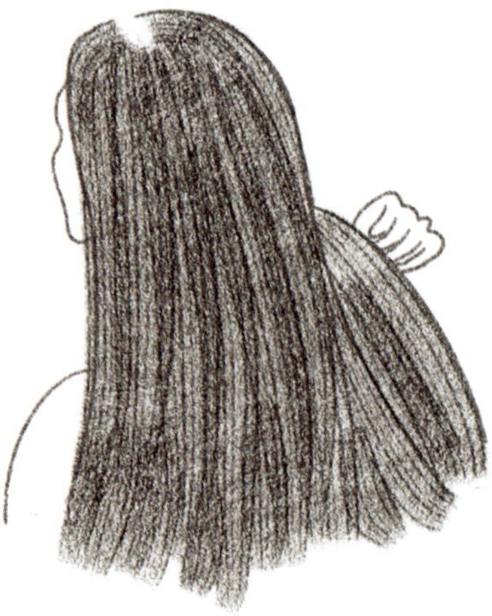

掌握修复策略，远离染烫发后开叉、断裂、脱发

开叉急救方案

物理修剪法

操作步骤：使用锋利的专业剪刀，将分叉处及以上1~2厘米的头发整齐剪掉，避免撕裂至发干中部。若分叉严重，可分阶段修剪，每次修剪少量长度，减少发量损失。

深度急救护理

自制发膜：

材料：1个蛋黄+1勺蜂蜜+1勺橄榄油（或椰子油）

步骤：材料混合均匀后涂抹于发梢至发中，用保鲜膜包裹，加热帽或热毛巾热敷20分钟，彻底冲洗干净。蛋黄含蛋白质可修复发芯，蜂蜜能保湿，油脂可填补毛鳞片缝隙。

应急使用：连续使用3天，后续每周1次巩固效果。

即时防护技巧

应急出门：取1滴护发精油涂抹发梢，减少摩擦；用发夹将发尾盘起，避免外力拉扯。

临时修复：喷少量免洗润发喷雾（含甘油、角蛋白成分），暂时抚平毛鳞片。

断裂、脱发急救方案

紧急舒缓头皮

冷敷镇静：用冰袋（裹毛巾）冷敷头皮5分钟，收缩血管，减少炎症因子刺激毛囊。

头皮清洁：立即使用温和无硅油洗发水（含茶树精油、水杨酸），轻柔按摩头皮3分钟，清除残留化学药剂，但避免过度清洁。

快速补充营养

外源性营养：将维生素E胶囊刺破，混合1滴迷迭香精油涂抹头皮，促进血液循环；或使用含咖啡因的头皮精华液，每日早晚涂抹并按摩。

内源性补充：口服B族维生素片+锌片，搭配黑芝麻糊、菠菜等食物，快速补充头发生长所需营养。

物理防护与缓解

减少牵拉：避免扎马尾、编发等造型，改用松散发夹或散发，减少毛囊的机械性损伤。

低强度按摩：用指腹从发际线向头顶方向轻揉头皮，每天2次，每次3分钟，刺激毛囊活性。

接触性皮炎：红肿、瘙痒、刺痛的急救与治疗

症状表现

染烫后 24~72 小时内，头皮、耳后或颈部出现红肿、丘疹、水疱，伴随剧烈瘙痒或灼烧感。

应对措施

1

紧急冲洗

立即用大量流动清水冲洗头皮及接触区域，持续 10~15 分钟，减少化学药剂残留。

2

冷敷缓解

用凉毛巾或冰袋（裹毛巾）冷敷患处，每次 15 分钟，每天 3~4 次，减轻红肿。

3

药物干预

轻度过敏：外用炉甘石洗剂或糖皮质激素药膏（如地奈德乳膏），每日 2 次。

严重过敏：口服抗组胺药（如氯雷他定、西替利嗪），必要时就医注射糖皮质激素。

注意：若出现呼吸困难、面部肿胀等全身症状，需立即急诊处理。

暂时性脱发：
大量掉发的缓解与恢复

原因分析

染烫刺激毛囊进入休止期，或使发干变脆弱导致物理性断裂。

应对措施

1

头皮按摩

每日用指腹轻柔按摩头皮 5~10 分钟，促进血液循环，激活毛囊。

2

营养补充

口服生物素、铁剂、复合 B 族维生素，或多吃黑芝麻、核桃、菠菜等食物，增强头发韧性。

3

药物辅助

外用米诺地尔（男性 5%，女性 2%），促进毛发生长；若持续使用 3 个月仍无改善，需就医排查其他病因（如内分泌失调）。

重要提醒：若染烫后症状持续加重或出现发热、淋巴结肿大等全身症状，务必及时就医，避免延误治疗！

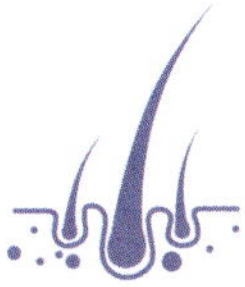